健康之道与科学养生

组织编写　人民卫生出版社

指导单位　黑龙江省卫生健康委员会

人民卫生出版社

·北　京·

图书在版编目（CIP）数据

健康之道与科学养生 / 人民卫生出版社组织编写 . 北京 ：人民卫生出版社，2026. 1. -- ISBN 978-7-117-39374-4

Ⅰ. R161-49

中国国家版本馆 CIP 数据核字第 202686XL00 号

人卫智网	www.ipmph.com	医学教育、学术、考试、健康，购书智慧智能综合服务平台
人卫官网	www.pmph.com	人卫官方资讯发布平台

健康之道与科学养生
Jiankang zhi Dao yu Kexue Yangsheng

组织编写：人民卫生出版社
出版发行：人民卫生出版社（中继线 010-59780011）
地　　址：北京市朝阳区潘家园南里 19 号
邮　　编：100021
E - mail：pmph @ pmph.com
购书热线：010-59787592　010-59787584　010-65264830
印　　刷：天津善印科技有限公司
经　　销：新华书店
开　　本：710 × 1000　1/16　　印张：12
字　　数：134 千字
版　　次：2026 年 1 月第 1 版
印　　次：2026 年 1 月第 1 次印刷
标准书号：ISBN 978-7-117-39374-4
定　　价：99.00 元
打击盗版举报电话：010-59787491　E-mail：WQ @ pmph.com
质量问题联系电话：010-59787234　E-mail：zhiliang @ pmph.com
数字融合服务电话：4001118166　E-mail：zengzhi @ pmph.com

编　委

（按姓氏笔画排序）

于冬妮	北京医院
于国泳	北京中医药大学东直门医院
于普林	北京医院
王宇虹	哈尔滨医科大学附属第一医院
王军明	华中科技大学同济医学院附属同济医院
王海峰	吉林大学第一医院
王家伟	首都医科大学附属北京同仁医院
王婧雯	空军军医大学西京医院
文爱东	空军军医大学西京医院
方　泓	上海中医药大学附属龙华医院
代民涛	河南中医药大学
白　莉	国家食品安全风险评估中心
边　原	四川省医学科学院·四川省人民医院
吕　洋	重庆医科大学附属第一医院
吕晨艳	中国农业大学
朱珍妮	上海市疾病预防控制中心
刘　涓	北京中医药大学东直门医院
刘长信	北京中医药大学东直门医院
刘旭晖	北京医院

刘燕萍　　中国医学科学院北京协和医院
闫佳惠　　北京医院
江文静　　山东大学齐鲁医院
阮　磊　　华中科技大学附属同济医院
杨子艳　　北京医院
杨保林　　北京中医药大学东直门医院
邱　峰　　重庆医科大学附属第一医院
沈　蔷　　北京市东城区社区卫生服务管理中心
张　林　　北京中医药大学
张　晋　　中国中医科学院西苑医院
张玉萍　　中国医学科学院北京协和医院
张存泰　　华中科技大学同济医学院附属同济医院
张国强　　北京中日友好医院
陈　琼　　中南大学湘雅医院
苗海军　　新疆医科大学第一附属医院
范志红　　中国农业大学
金建秋　　北京医院
周素琴　　兰州大学第二医院
周鹏翔　　北京大学第三医院
赵　勇　　重庆医科大学
赵志刚　　首都医科大学附属北京天坛医院
赵荣生　　北京大学第三医院
柏勇平　　中南大学湘雅医院
姜　未　　深圳市人民医院
姜　盼　　复旦大学附属中山医院

徐维盛　　中国疾病预防控制中心营养与健康所
高　键　　复旦大学附属中山医院
高曙光　　中南大学湘雅医院
郭立新　　北京医院
唐世琪　　武汉大学人民医院
常　春　　北京大学公共卫生学院
梁润英　　河南中医药大学
董淑杰　　北京大学第三医院
董碧蓉　　四川大学华西医院
蒋　安　　西安交通大学第二附属医院
曾　敏　　海南省人民医院
雷光华　　中南大学湘雅医院

循科学之道

养身心之颐

赴健康之约

扫一扫，让“相约健康智能体”
成为您专属的“健康顾问”

目 录

第一章

健康理念与日常生活保健

1. 什么是健康的生活方式

从 20 世纪开始，大量证据表明，影响健康的最主要因素是人们的行为与生活方式。世界卫生组织早在 1992 年就提出合理膳食、适量运动、戒烟限酒、心理平衡是健康的“四大基石”，每个人主动采纳健康的生活方式，是预防慢性非传染性疾病，管理好高血压、高脂血症、糖尿病等慢性疾病的重要举措，对于整体改善国民健康水平，降低心血管病、脑血管病、癌症等疾病风险具有重要意义。

专家说

当前位列我国居民死因前三位的疾病是心脏病、恶性肿瘤和脑血管病，这三类疾病导致的死亡占全部死亡的 70% 以上。在中国 50 万人中开展的研究显示，采纳以下全部五项健康生活方式，不吸烟或戒烟、不饮酒或饮酒不过量、规律运动、平衡膳食、体重指数在 28kg/m^2 以下且腰围不超标（男性 <90cm、女性 <85cm），可以使全死因死亡风险下降近 66%，冠心病死亡风险下降近 60%，脑卒中死亡风险下降近 80%，癌症死亡风险下降近 66%。

另有研究表明，在 30 岁或 40 岁戒烟的人群中，他们的期望寿命分别比持续吸烟的人增加了 9~10 岁。英国剑桥大学研究发现，每周饮酒量折合成纯酒精达到二两（100g）以上，全死因死亡风险迅速上升。

所以，是否能采纳健康的生活方式，直接关系到一个人的生死。此外，采纳健康行为与生活方式，不仅能预防心脑血管疾病、糖尿病等，还可以调整心情、维护心理健康，改善认知功能、预防阿尔茨海默病等。

健康加油站

采纳健康的生活方式，还需要有关爱自身健康的意识，需要不断提高自己的健康素养，将健康的生活方式融入日常生活的方方面面。如在一日三餐中进行荤素搭配，维持营养均衡，少盐、低油；某一天蔬菜吃少了，接下来的几天有意识地多摄入一些蔬菜。再比如，在距离允许的情况下步行或骑自行车，既锻炼了身体，又体现了绿色环保出行；在工作过程中，每 1~1.5 小时，能起身活动，或者在工位上进行颈、肩、腰、背的简单拉伸。已有研究表明，即使能做到每周中等强度运动，久坐仍然会增加肥胖、抑郁和焦虑的风险。要做到不吸烟、不饮酒。如果已经开始吸烟了，要尽早戒烟。如果有饮酒的习惯，一定不要过量，成年男性每天摄入纯酒精不得超过 25g，成年女性不得超过 15g。

采纳健康的生活方式是获得健康最简单、最有效的方法，快行动起来吧！

（常　春）

2. 为什么要科学就医，遵医嘱治疗

人在一生中必然要和医院、医疗卫生服务打交道，从产检生娃、免疫接种、检查身体，到生病就医、紧急抢救等。但我们自己或身边的人都出现过这些现象，如患病不及时就医、小病拖成大病，看病必选三级甲等医院、必选知名专家，为了好得快加量用药，症状好转自行停药等。那么应该如何科学就医、合理用药呢？

专家说

科学就医的核心是根据自身健康的实际情况和需求，选择适宜的医疗卫生机构，利用预防保健服务和疾病诊疗服务。比如进行预防接种，高血压、糖尿病等慢性疾病患者定期测量血压、血糖或者开药，在社区卫生服务中心（乡镇卫生院）就可以解决，没有必要去大医院，方便自己、节省医疗费。很多人就诊前会在网上根据自己的症状搜索有关信息，带着主观意愿去求医，要知道网上难以避免不科学的信息，症状相近不一定是同样的健康问题，所以科学就医还应该包括就医时准确描述自己的症状、发病过程，自己做了哪些处理，为医生给出适宜的检查和科学的诊断提供依据。要破除“既然不舒服了，各种检查就要全部做一遍”的想法，遵从专业医生的建议进行检查和治疗，既可以避免部分检查和治疗可能带来的不良反应，又能节约医疗资源。

疾病治疗是一个复杂的过程，即使是同一种疾病，不同的疾病发展时期、患者自身的情况存在差异，治疗手段可能也存在差异。因此，需要遵从医嘱进行治疗，有疑问主动与医生沟通，请医生答疑解惑，与医生一起努力治疗疾病，这样才能确保治疗效果，同时可以改善自身健康、提高生活质量。

治疗过程中要遵从医嘱，按照正确的用法、用量、用药周期服药，不随意加量、减量，不擅自停药。此外，特殊人群需要注意，应该在医生指导下科学用药而不是硬扛；如果本身患有多种疾病，一定要和医生讲清楚已知的疾病和用药情况，医生才能综合考虑，避免治疗不同疾病的药物之间的相互影响。

健康术语

科学就医　科学就医是指合理利用医疗卫生资源，选择适宜、适度的医疗卫生服务，有效防治疾病、维护健康。用药应坚持“需要用的时候用”的原则，不遵医嘱，擅自改变药物的使用方法或停药，不仅不利于疾病的治疗，而且可能带来严重后果，甚至危及生命。

（常　春）

3. 早睡早起一定健康吗

“早睡早起精神好”是一句众所周知的生活谚语。但是，早睡早起一定健康吗？根据古人的经验，睡眠情况应该依据个人情况，配合不同的季节而定，单纯的早睡早起不一定适合所有人。

《黄帝内经》提出养生应该顺应四时与昼夜、阴阳的变化规律：一是顺应四时春生、夏长、秋收、冬藏的气候变化规律，遵循“春夏养阳，秋冬养阴”的养生原则，调摄形体活动、饮食起居和精神情志；二是顺应昼夜阳气生发、隆盛、虚衰的变化规律，调节起居活动，保护人体阳气，免受外邪侵袭，防止疾病的发生，故而不同季节的睡眠时间应各有变化。

专家说

一成不变的早睡早起不一定是健康的、正确的，那么怎样的作息时间才科学？

作息要顺应四时　春、夏两季要晚睡早起，秋天要早睡早起，冬天则要早睡晚起。春天万物勃发，适合“夜卧早起”，不过此时的“晚睡”是指在十点半左右入睡，而不是凌晨才睡。夏季睡眠时间不需要很长，宜延后，适合“夜卧早起”，此时的“晚睡”指在十一点左右入睡，晨起时间不变，但要记得午休。秋季可以遵从“早睡早起”的原则。秋多属阴，天气转凉，天黑得快，早点儿上床休息可免夜间寒气冻人。秋天天气凉爽宜人，正是适合活动的季节，早睡早起，可利用的活动时间便会增加。冬天，人体顺应自然的变化开始养精蓄锐，应减少活动，此时人们更适合早睡晚起。冬季严寒，太早起床容易受寒，可以等太阳出来、较为暖和时再起床活动。

作息要因人而异 通常情况下中老年人多习惯早睡早起，年轻人多习惯晚睡晚起。有些人由于工作性质需要晚睡，甚至需要上夜班，做不到正常作息，则应该在工作之余及时补觉，保养精神。

无论早睡早起，还是晚睡早起，只要能够保证充足睡眠，驱除疲劳，恢复精气神，能够以饱满的精神状态投入一天的生活、学习、工作之中，就是健康的作息。根据古人对十二时辰的定义，宜在 21:00—23:00 入睡，5:00—7:00 起床，保证 6~10 小时的睡眠时间。

（代民涛）

4. 什么是良好的起居习惯

《黄帝内经素问·金匮真言论》指出“平旦至日中，天之阳，阳中之阳也，日中至黄昏，天之阳，阳中之阴也；合夜至鸡鸣，天之阴，阴中之阴也，鸡鸣至平旦，天之阴，阴中之阳也。”人类应该按照“日出而作，日入而息”的变化规律，做到在一个阶段内（如在春、夏、秋、冬不同季节）每日定时睡眠、定时起床、定时用餐、定时学习或工作、定时锻炼身体、定时排便、定期洗澡，这样会对健康有促进作用。

专家说

当今社会竞争激烈，工作、学习压力加大，生活节奏加快，生活方式多样，与不良生活起居习惯相关的疾病多发，影响着人们的身心健康。电器照明、音响娱乐、互联网、手机……现代生活使得一些人日夜颠倒，生物钟被打乱，生理功能受到负面影响，进而危害健康。因此，养成良好的起居习惯，未病先防，就显得尤为迫切。

首先，要顺应四时。人生活在自然界中，与大自然息息相关，人的起居只有顺应四时之阴阳变化，才能维持健康。应根据季节变化和个人的具体情况制订符合自身生理特点的作息时间，并养成按时作息的习惯，使人体的生理功能保持在稳定、平衡的良好状态。

其次，要劳逸有度。在生活中必须有劳有逸，既不能过劳，也不能过逸，应劳逸结合。

健康术语

起居　主要是指作息，也包括对日常各种生活细节的安排，如生活方式、衣食住行、站立坐卧、一天从早到晚的活动、一年四季变换的适应。良好的起居习惯需要“起居有常”，就是要建立一套科学、合理、规律的作息制度，在工作、学习、休息、娱乐、饮食、睡眠等方面顺应自然界的变化规律，并持之以恒。这是强身健体、延年益寿的重要原则。

（代民涛）

5. 为什么要睡子午觉

“三寒两倒七分饱”是人们常说的顺口溜，其中蕴含着养生的道理，“两倒”是指睡好子午觉。一天里阴阳之气在子时和午时进行交替，在这两个时段保持睡眠状态，有助于体内阴阳调和，使人体更好地顺应自然界的变化，保持身体健康、心境平和。

专家说

《黄帝内经》有言：“阳气尽则卧，阴气尽则寤。”即睡眠与醒寤是阴阳交替的结果。子时（23∶00—次日1∶00）阴气最旺，胆经当令，阴气由极盛开始衰退，阳气开始升发，胆气也随之升发，此时熟睡可以使肝胆气机通顺；现代医学研究认为，人体需要在23∶00之前进入深睡眠状态，与中医养生理论不谋而合。午时（11∶00—13∶00）阳气最旺，心经当令，阳气即将进入转阴阶段，午休可以保障阳气入阴的过程顺利进行，让心归于平静。“子时大睡，午时小憩”是睡子午觉的原则，睡好子午觉，要注意以下几点。

午睡时间不宜过长 午睡太久容易进入深睡眠状态，当从这种状态中被唤醒后，人会感觉疲乏、精神不济，下午很难进入高效的学习、工作状态。午睡太久会影响晚上的睡眠。午睡时间最好控制在20~30分钟，这样有利于休养身心，让人在下午充满活力。

午睡应采取平躺睡姿 子时和午时阴阳交替，需要静卧平躺。子时是在晚上，大家都能够正常躺在床上睡觉，而在午时，一些人出于方便的考量，可能选择趴在桌上午睡，这种睡姿对头、颈部不利，醒来之后有可能出现头晕眼花等不适。应根据午休环境和条件调整睡姿，尽量让身体躺下来，不论是平躺还是侧卧，都是较为健康舒适的睡眠姿势。

注意遮盖腹部，防寒保暖护阳气 睡觉时尤其要注意盖肚脐，肚脐（神阙）是身体很重要的部位，中医认为其与外界相通，所以即使是夏天，也要遮盖腹部避免风邪侵袭。炎热的天气，不要长时间开着空调、电扇睡觉，人睡着了卫气会不足，外风更容易把卫气“吹散”，导致疾病的发生。

（沈 蔷）

6. 为什么不提倡过度减重

很多人坚信肥胖会引发疾病，只要积极减重就能保持健康，还能预防慢性疾病，于是通过节食和过度的清淡饮食来降低体重。

有控制体重的意识并能注意饮食是好事，但过度减重、限制营养摄入却和健康理念背道而驰。这可能导致营养不良和肌少症的风险增加，严重影响生活质量。

专家说

过度减重需要警惕肌少症　当我们变瘦，除了脂肪在减少肌肉也在减少。肌肉的质量和力量在青壮年时期达到顶峰，在中老年时期衰减，有研究显示，50 岁后肌肉质量平均每年减少 1%~2%，所以肌肉对于中老年人来说非常重要。由肌肉减少引发的肌少症会影响我们最基本的日常生活能力，增加跌倒、骨折、死亡风险。

如何预防和治疗肌少症　目前对于肌少症的防治主要以营养治疗和运动治疗为主。

营养治疗：中老年人的蛋白质吸收率和利用率均低于年轻人，由此导致蛋白质摄入和合成不足，引起肌肉质量和力量的下降。因此，我们在饮食均衡且多样化的同时，需要多吃优质蛋白。此外，应注意补充脂肪酸、维生素 D 等。

运动治疗：规律的运动可以延缓骨骼肌的衰减，尤其是以抗阻运动（如坐位抬腿、拉弹力带）为基础的运动，对改善肌肉力量和身体功能有很大好处。为预防肌少症，建议大家每天进行 40~60 分钟中高强度运动（如快走、游泳），每周至少 3 天，其中抗阻运动和有氧运动时长各占一半。

健康术语

肌少症 是与年龄增加相关的骨骼肌质量减少、肌力下降和/或躯体功能减退的一种临床综合征。

健康加油站

肌少症居家筛查方法

使用软尺测量双侧小腿最粗部位的周长，即小腿围，可通过测量小腿围进行肌少症的简便筛查。若男性小腿围 <34cm、女性小腿围 <33cm，建议前往医院进行肌少症的专业筛查。

（刘 漫 张存泰）

7. 应该如何排解负面情绪

每个人都会存在负面情绪，可是当这些负面情绪积累到一定程度就会影响身心健康，所以调节负面情绪十分重要。对于已经出现的负面情绪，应该如何排解呢?

专家说

可以根据负面情绪产生的原因，采取相应的调节方法。

如果是社会环境因素改变造成的 建议多与家人、朋友沟通交流，有助于舒缓心情，改善负面情绪带来的影响。在生活中还要注意，假如某个场所总是引起自己不愉快的回忆，就应当设法避开这个场所；如果眼前存在一件让自己产生负面情绪的物品，不妨把这个物品先收起来，从而缓解负面情绪对自己的侵扰，避免由此造成的身心损伤。必要时，应该及时就医，在医生的指导下进行心理疏导。

如果是生理因素或性格因素造成的 建议适当与外界环境保持接触，这样一方面可以丰富自己的精神生活，另一方面可以及时调整自己的行为，以便更好地适应环境。与外界环境保持接触包括三个方面，即与自然、社会和人的接触。适当进行一些舒缓运动，如散步、打太极，可以促进大脑多巴胺的分泌，有助于改善负面情绪的影响。

如果是身体疾病因素造成的 建议及时就医，可以在医生的指导下使用药物进行治疗。同时，也可以适当进行户外运动，如慢跑、爬山、游泳，有助于提高身体的免疫力、排解压力，并保持积极乐观的心态。

如果是精神疾病因素造成的 建议及时就医，可以在医生的指导下进行心理疏导。必要时，也可以遵医嘱服用药物进行治疗。

健康加油站

常见的负面心理表现

焦虑、抑郁　有些人心理比较脆弱，面对衰老的客观事实既惧怕又无奈，这种心态如果不及时调整，极易导致抑郁。这种抑郁比较顽固，很容易使人丧失生活的兴趣，感到疲惫。这种人的情绪很容易激动，动不动就发火，常自卑自责、自怨自艾，严重者可有自杀倾向和行为。

幻想　受身体逐渐衰老的影响，有些人期盼长寿的愿望会越来越强烈。于是，他们常用幻想来欺骗自己，以获得一时的心理宽慰，如爱听他人关于自己健康的恭维话等。

孤独　主要表现为自我评价过低、生存意识消极、经常对他人不满及抱怨。长此以往，会加强对自我行为的约束、强化自我内心的封闭，逐渐疏远社会，最终形成孤独的生活习惯和行为模式，并默默承受孤独带来的痛苦。这类人既希望别人关心、照顾自己，又害怕由于过分期望而出现过大的心理落差和失望，于是常拒绝与他人交往，因而会变得行为孤独、性情孤僻，与周围人越来越疏远。

偏激　这种情绪可表现为两个相反的趋向。一种趋向是因衰老以点带面地否定自我，把自己看成无用之人，经常自责、自卑、自怜和自贬。另一种趋向是因为衰老而更多地要求别人，总是希望得到他人的敬重、关心和照顾，却不考虑他人及社会的实际条件和能力。当这种希望得不到满足时，又加剧了其心理上的偏激，因此自暴自弃。

多疑　有些人因身体患病而多疑，常表现为无病也疑，有病更疑。即使自己有一些轻伤小恙也自以为是病入膏肓、无药可救。间或谈病色变，问病又止，求医换药不断。这种疑病可令其对衰退的功能极度敏感，对一般人感觉不到的体内变化或体验不到的痛苦有所感觉，如能感觉到心脏的跳动、胃肠的蠕动。这些过度的敏感更容易加重其疑心病。

恐惧死亡　部分人非常恐惧死亡，不仅惧怕谈论死亡，不敢探视患者，怕经过墓地和听到哀乐，甚至看到一只死亡的动物也备受刺激，不敢正视。

（李姝伶　吕　洋）

8. 应该如何锻炼肺功能

我们往往会认为呼吸是人的本能，少有留意或想到要去刻意锻炼。然而，随着年龄的增长，我们的呼吸系统会逐渐衰退，肺功能也会逐步下降。一般而言，肺功能的衰退会在65岁之后变得较为明显，主要表现为气急和气短，尤其以活动后加重为特点，而适宜的锻炼方式对延缓器官衰退和功能下降有着积极的作用。那么，我们应该如何锻炼肺功能呢？

专家说

呼吸靠的是肌肉的力量，在呼吸时必须使用的肌肉统称为“呼吸肌”。锻炼呼吸肌的主要目的是增强呼吸肌的肌力和耐力，提高肺部对氧气的利用效率，我们应定期进行肺功能锻炼。常见的锻炼方法有以下几种。

腹式呼吸　主要锻炼膈肌。吸气时，锻炼者最大程度向外扩张腹部，胸部保持不动；呼气时，锻炼者最大程度向内收缩腹部，胸部依然保持不动。最初开始锻炼时，锻炼者可一手放于胸前，一手放于肚脐上方，感受呼吸时胸廓和腹部的均匀起伏。吸气和呼气的时间比为 1∶2 或 1∶3。每天进行 2 次或 3 次腹式呼吸锻炼，每次锻炼 15~30 分钟。

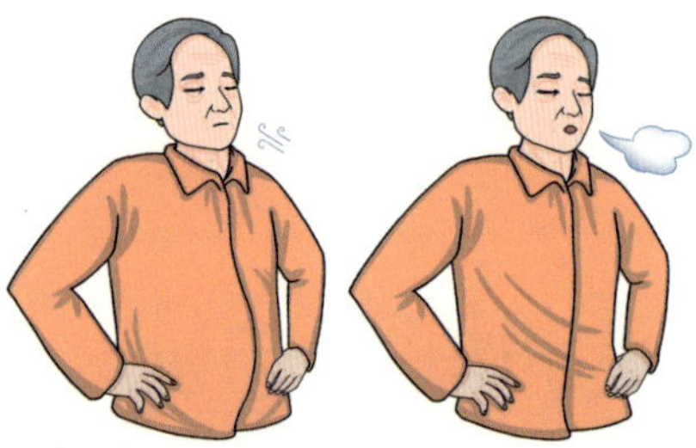

用鼻呼气，腹部鼓起　用口呼气，腹部内收

呼吸操　通过扩张胸廓来增加肺活量。锻炼者取站立位，两脚分开与肩同宽。首先，双手自然下垂；吸气时双臂前伸、双手高举过头顶；呼气时双臂平举、外展、扩胸，之后恢复自然下垂。每天进行 2 次或 3 次呼吸操锻炼，每次锻炼 10~20 分钟。

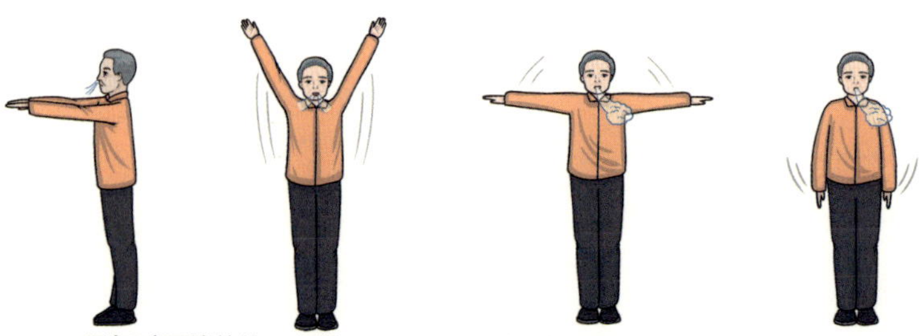

吸气时双臂前伸、上举　呼气时双臂平举、外展，扩胸之后自然下垂

缩唇式呼吸　锻炼者用鼻吸气，然后稍稍屏气，呼气时口唇缩成“吹口哨”状，使气体通过缩着的口型缓缓呼出。吸气和呼气的时间比为 1∶2 或 1∶3，缩唇程度以不感到费力为宜。每天进行 2 次或 3 次缩唇式呼吸锻炼，每次锻炼 10~20 分钟，每分钟 7 次或 8 次。

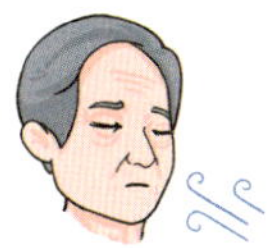
用鼻吸气

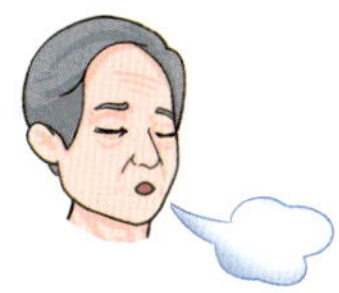
用口缓缓呼气（呈“吹口哨”状）

吹气球法　锻炼者取端坐位，双脚着地，进行多次自然呼吸放松身心，然后双手拿起气球，先深吸一口气，再对着气球吹气，吹 2~3 秒后用手捏住气球端口远离嘴唇，休息 10 秒左右。该方法可多次练习，切记不要憋气，每分钟练习 2 次或 3 次，每次练习 5 分钟左右。

胸式深呼吸法　锻炼者收紧腹部做抬胸廓的用力呼吸，可感受到胸廓的扩张幅度较大且紧绷。每天练习 5~10 次，每次练习 15 分钟左右。

健康术语

肺功能及肺功能检查　肺功能，广义上指肺具有的呼吸、防御、代谢等多种功能，狭义上指肺的呼吸功能。肺功能检查是通过专门的医疗设备来检测人体呼吸时呼吸道产生的气流速度和气流量，从而评估肺功能情况。

（李　珍　柏勇平）

9. 生活中应该如何预防跌倒

跌倒是全世界第二大伤害致死的病因。根据世界卫生组织（WHO）的最新数据显示，全球每年估计有 68.4 万人死于跌倒。跌倒带来的不良预后数据触目惊心，我们应该如何预防跌倒呢？

专家说

预防跌倒的第一步是全面评估个体的跌倒风险因素群，然后根据风险因素群启动一系列跌倒预防措施。

改善骨骼肌肉的健康水平　我们应该定期进行有氧运动和抗阻训练，通过改善心肺功能、维持适宜的体重，综合改善骨骼肌肉的力量和协调性，进而改善骨骼肌肉的健康水平。在营养摄入方面，我们需要增加优质蛋白的摄入，维持骨骼肌肉功能并促进修复；增加钙和活性维生素 D 的摄入，增加户外运动和日晒。如果已经出现肌少症、骨质疏松症，除按照医嘱口服治疗药物外，还需要给予个体化物理治疗和康复治疗。

改善慢性共病状况　很多慢性疾病与跌倒风险相关，因此需要定期监测慢性疾病和共病状况，调整生活方式，包括饮食管理、科学运动、戒烟限酒、关注情绪问题、保持良性社交、规律作息、保障充足睡眠等。这些均能改善慢性共病状况，降低跌倒风险。

改善多重用药　需要定期审查治疗药物单，充分权衡利弊，尽量少用或停用有可能增加跌倒风险的药物；对有明确的跌倒风险的药物，应减量或更换。对可引发嗜睡或影响平衡功能或导致直立性低血压的药物，应调整至睡前服用。加强风险教育，降低药物相关的跌倒风险。

提升环境安全水平　通过移除障碍物、提供足够照明、保障地面防滑、安装安全扶手、调整家具布局、提供舒适的防滑鞋、改造卫生间和洗手间用具、及时使用助行器等一系列措施，降低环境相关的跌倒风险。此外，需要定期检查、检修和管理日常生活相关设备，确保其状态良好且没有损坏。

（王宇虹）

10. 不慎跌倒时应该怎么办

跌倒的现场处理是一个非常专业的问题，如果处理不当，可能造成跌倒后二次损伤。应该如何正确处理跌倒呢？

专家说

跌倒，是一个常见而紧急的情况，需要进行科学、专业的处理，最大程度减轻跌倒带来的伤害。

检查受伤情况 施救者需要保持镇定，快速检查跌倒者的受伤情况。如果跌倒者有明显的头部损伤，需要立刻拨打120急救电话；如果跌倒者陷入昏迷，需要将其头部偏向一侧，保持呼吸道通畅，避免出现舌后坠以及口腔分泌物阻塞呼吸道的情况；如果跌倒者四肢、背部出现肿胀、变形、流血等，提示跌倒严重，可能伴有骨折，此时不要随意移动跌倒者，需要立刻拨打120急救电话。在等待急救人员到达期间，施救者应尽量让跌倒者保持舒适，并进行止血等必要的急救措施。

提供全面支持，动态观察症状 经过专业评估后，确认跌倒者没有明确的严重损伤，能够自行或者在他人协助下坐起来、站起来或躺回去后，施救者可以为跌倒者提供专业协助，防止跌倒者二次受伤。如果经专业评估确认跌倒者无法站起来，则施救者需要协助其维持跌倒后的姿势，并立刻拨打120急救电话。在这个过程中，施救者需要持续观察跌倒者的症状，包括有无头晕、呼吸急促等，同时向跌倒者提供安慰和支持。除此之外，施救者需要记录跌倒者跌倒的全部过程和现场状况，帮助其寻找本次跌倒的全部潜在危险因素，以预防以后再发跌倒的可能性，降低未来的跌倒风险。

防止二次受伤 施救者应确保周围环境安全，避免跌倒者再次跌倒或发生其他意外。施救者应清理周围可能的危险物品，确保地面平整，为跌倒者自救、他人协助及急救搭建安全平台。

健康加油站

如何确认跌倒者的行动能力和受伤情况

针对跌倒的人，施救者要先进行专业评价，之后根据评价结果决定是让跌倒者保持原有姿势，还是协助跌倒者起身。在评价跌倒者髋部、膝盖或腕骨等常见部位受伤疼痛情况时，应先确认跌倒者是否神志清醒，有无昏迷、呕吐，之后依次检查跌倒者的脚踝、膝盖、下半身、手腕、手肘、肩膀和颈部，明确跌倒者的活动受限区域。

（王宇虹）

11. 为什么运动可以预防阿尔茨海默病

在很多人眼里，脑力活动和体力活动似乎是两条平行线，互不干涉。但是，在提到预防阿尔茨海默病时，我们却又经常听到“积极运动锻炼”这样的建议。那么，运动锻炼真的可以预防阿尔茨海默病吗？

答案是肯定的——积极的运动锻炼可以促进脑健康，预防阿尔茨海默病。国内外大量研究显示，运动锻炼可以提高我们的心肺功能，增加大脑的血流量，延缓衰老过程中大脑及海马的萎缩，并且可以通过促进身体分泌神经营养因子，促进脑健康，改善记忆和认知水平。

专家说

运动到什么程度才能保护认知功能　科学家发现，联合有氧运动和力量训练，每周进行中等强度的训练至少150分钟（每天大约30分钟，每周坚持5天），持续6周后，就有较好的保护认知功能的效果，记忆显著改善。

关于运动强度，可以参考心率水平，我们运动时的适宜心率可维持在（220－年龄）×0.6到（220－年龄）×0.7之间。一般来说，运动后有微微发汗，脸发烫的感觉，说明运动强度达到了比较满意的水平。此外，运动后，如果超过10分钟才能够恢复到平时的心率，表明运动量偏大，需要进行适当调整。太极、瑜伽、体操、快走以及游泳，都是比较适合我们的有氧运动方式。力量训练要根据个人情况逐步增加负荷量，避免运动损伤。

大量运动会不会损耗脑细胞　有些人可能会有“四肢发达，头脑简单”的刻板印象，甚至觉得大量运动会损耗脑细胞。恰恰相反，运动锻炼其实可以刺激大脑长出新的神经元。

科学界曾一度认为，大脑的神经元数量是固定的，成年后不会再产生新的神经元。然而，越来越多的研究表明，大脑会在人的整个生命周期中产生新的神经元，尤其是在负责我们记忆和认知的大脑海马中。运动锻炼，尤其是有氧运动，是促进海马组织中新的神经元产生的重要刺激方法。

然而，有氧运动并不能维持这些新生神经元的存活。新的神经元产生后，还需要经过发育，长出轴突和树突，才能最终形成真正的神经细胞。这提示我们，可以通过运动结合脑力训练，让新生长出来的神经元受到更全面的刺激，从而不断生长。

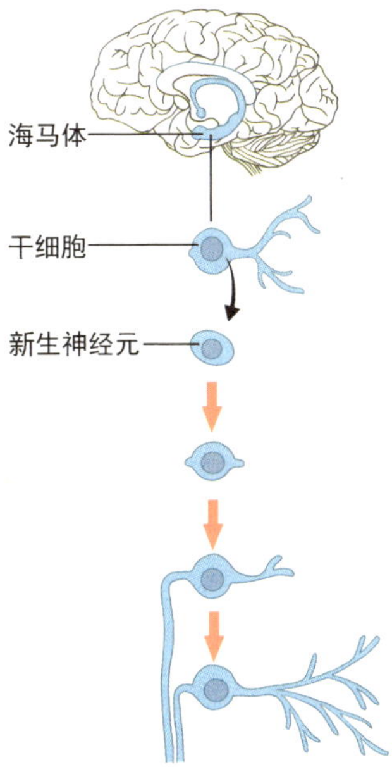

（程　莹　董碧蓉）

12.“骑行可百里，步行仅百米”是怎么回事

日常生活中经常有人纳闷为什么自己最近开始走不动路，走一段要歇一段，但骑自行车却一点儿不受影响，这便是俗称的“骑行可百里，步行仅百米”，那具体是怎么回事呢？

专家说

“骑行可百里，步行仅百米”这种现象在医学上称为“间歇性跛行”，是腰椎管狭窄症的典型表现。

什么是间歇性跛行 是指患者在行走十余米或几百米后，会出现单侧或双侧腰腿痛，下肢麻木、无力以致跛行等情况，但蹲下或坐下稍休息几分钟后就可以继续行走，其主要原因是腰椎管狭窄压迫椎管内脊髓。

间歇性跛行的解剖改变 我们的腰椎后方形成自然管道，即椎管，椎管内容纳着非常重要的脊髓组织。脊柱骨质增生、椎间盘突出、韧带钙化等均可能造成椎管本就有限的空间更加狭窄，进而影响脊髓的血液供应，成为间歇性跛行的解剖基础。

间歇性跛行的动态机制 当存在腰椎解剖结构改变的基础，并长时间行走时，腰椎转为站立位向前凸的状态，后方的椎管更加狭窄。除此以外，长时间行走时脊髓血液循环加速，静脉回流增多，脊髓水肿，相当于使椎管变得更加狭窄。

健康术语

腰椎管狭窄症 是一种由于先天因素或后天因素（退变、外伤、失稳）引起的脊柱椎管或神经根管、椎间孔的骨性或纤维结构异常，造成腰椎管或神经根管狭窄，从而压迫相应部位的脊髓、脊神经根或马尾神经根，引起臀部或下肢疼痛、间歇性跛行伴或不伴腰痛等一系列症状和体征。

（姜 未）

13. 应该如何进行运动健身

众所周知，适度的体力活动有助于改善我们的躯体功能和生活质量、减缓疾病的发生发展；运动健身是一种有计划、有组织的重复性体力活动，既可作为部分疾病的治疗手段，也可作为一种预防措施，以维持人体的生理功能，预防或改善生活方式相关疾病。

专家说

我们在运动时需要把握适宜的运动量和运动强度，同时还要考虑个体对特定运动方式的适应性。运动量和运动强度并不是越大越好，剧烈运动往往会破坏人体内外运动的平衡，加速体内某些器官的“磨损”，导致部分生理功能失调。日常生活中，我们可以参考如下模式进行运动。

抗阻训练　可改善肌肉力量和质量，建议主要针对上半身和下半身涉及功能和移动能力的 8~10 个主要肌肉群，每周进行 2 次或 3 次抗阻训练。可以从开始的 1 组或 2 组逐渐增加至 2 组或 3 组，重复 8~12 次。运动强度建议从 1 次重复最大力量的 30%~40% 开始，逐步提高到 70%~80%，每组之间休息 1~3 分钟。

爆发力训练　爆发力是指在最短时间内克服阻力的能力，有助于维持我们的功能状态。爆发力训练可以单独练习，也可以与抗阻训练结合，但目前关于爆发力训练的最佳运动强度尚存在争议。

平衡训练　推荐每次1组或2组，包含4~10种不同静态和动态姿势的平衡练习，每周1~7次。应在安全的环境下进行平衡训练，避免跌倒，运动强度应该遵循渐进式增加的原则。

步态训练　主要通过有氧运动形式进行练习，如行走时改变步速和方向、在跑步机上走路、上台阶和爬楼梯等均是改善有氧适能、步态和移动能力的有效步态训练方式。在训练的最初几周内，运动时间可从开始的5~10分钟或更短，逐步延长到20~30分钟。运动强度可以从中等强度增加到剧烈强度，具体强度可以通过心率进行评估。

有氧训练　应作为日常锻炼的重要组成部分。推荐进行每周3~7天，每次20~60分钟的有氧训练，运动时间可从开始的5~10分钟，逐步延长到15~30分钟。有氧运动的强度应同样遵循渐进式增加的原则。

多组分训练　通常包括抗阻训练、爆发力训练、平衡训练、步态训练和有氧训练计划的各种组合，也包括逐渐增加单个运动的量、强度和复杂性。

（徐贺凯　彭园园）

14. 什么情况不适合运动或应该停止运动

越来越多的人开始通过各种方式锻炼身体，如散步、慢跑、打太极拳、游泳，但若在自身条件不允许的情况下贸然运动，反而会对健康起到“反作用”。

专家说

世界卫生组织于2020年发布了《关于身体活动和久坐行为指南》，建议我们应在自身能力允许的范围内进行身体活动，量力而为。但在以下情况下，则不宜运动。

病发止动　我们或多或少患有一些慢性疾病，如高血压、冠心病、慢性阻塞性肺疾病，在运动过程中可能出现一些身体不适，如胸闷、头晕、呼吸困难，在这个时候需要立即停止运动，停下休息或服用携带的应急药物。若采取上述措施后情况仍然未见好转，应及时告知亲人或寻求周围人的帮助，尽快前往医院就诊。

极端天气不宜外出运动　户外运动前应当关注天气是否适合，大雪、大雨、烈日等过冷或过热的极端天气均不适合进行户外运动，可以改为室内运动或等到天气条件好转后再外出运动。

过饱或过饥不宜运动　许多人喜欢吃完晚饭后出门运

动，但是如果晚饭吃得太饱，立即运动容易引发肠梗阻、肠扭转等疾病。建议大家饭后应适当休息，待食物消化一段时间后再外出运动。此外，饥饿的时候也不建议外出运动，慢性病患者往往自身调节能力较差，容易出现低血糖，引起头晕甚至跌倒。

情绪不稳定时不宜运动　若是在十分伤心或愤怒的情况下运动，容易无法集中注意力，一些休闲健身器械操作不当可发生意外，因此大家应当在心情愉悦时运动。

（高　明　王　彪　柏勇平）

15. 为什么养生节目不能代替医生咨询

近年来，养生节目受到越来越多人的关注，各种养生讲座、节目扎堆荧屏。但您知道吗，养生节目虽然能提供很多有益的健康知识，但并不能替代医生的咨询和建议。为什么收看养生节目不能代替医生咨询呢？

专家说

虽然养生节目能为我们提供很多有益的健康知识，但它并不能替代医生的专业咨询，最关键的原因是养生节目缺乏个性化评估。

每个人的身体状况、生活方式、基础疾病等都有所不同，这些因素都可能影响一个人对疾病的易感性、疾病的进程以及对治疗的反应。因此，一种治疗方法可能对一个人有效，但对另一个人则可能无效，甚至有害。养生节目的目的是普及健康知识，提高大家对健康的认识。虽然养生节目可以提供一些通用的健康知识和方法，但是每个人的健康问题都是不同的，需要个性化评估和治疗。

与养生节目不同，在面对面向医生咨询时，医生会针对每个人的具体情况制订个性化诊疗方案。基于详细的问诊、体格检查、实验室检查等多个环节，医生在准确了解患者的具体情况后，才能给出最适合患者的治疗方案。此外，医生还可以根据最新的医学研究成果和治疗技术对患者进行全面的健康管理和治疗。

大家在关注养生节目的同时，要定期去医院进行体检，在身体出现异常表现时及时前往医院就诊，与医生保持良好的沟通，这样才能更好地维护自己的健康，享受幸福的生活。

健康加油站

谨防被健康谣言“洗脑”

从电视台的各种养生节目，到微信、微博中的健康“秘籍”，面对鱼龙混杂的养生信息，大众还缺乏一定的判断力，有的信息表面上是传授健康知识，暗地里却念起了生意经：教人养生是假，推销产品是真。我们常被一些虚假的健康谣言欺骗，轻则购买各种保健品，损失金钱；重则信偏方、乱吃药，引发身体不适，危害健康。养生信息是否真实可靠，可以通过以下四点进行判断。

1. 养生信息的来源是否专业、权威。

2. 养生信息是否由专业人士进行审核把关。

3. 发布的养生信息是否为最新观点，该观点是否经过科学验证。

4. 发布的养生信息是否得到该领域权威专家或权威机构的共同认可。

如果以上四点均为“是”，则该养生信息就比较真实可靠。

（闫佳惠　于普林）

第二章

科学饮食与营养管理

1. 应该如何合理安排饮食

我们在营养方面的要求，一般体现在饮食的安排上，应在平衡膳食的基础上摄入更加丰富多样的食物，特别是易于消化、吸收、利用，且富含优质蛋白质的动物性食物（每天 120~150g）、奶类（每天 300~400mL）及大豆类制品，避免蛋白质、微量营养素摄入不足。我们的体重指数（BMI）宜保持在 20.0~26.9kg/m^2，略高于成年人标准。

专家说

主食多样化 选择小米、玉米、燕麦、土豆、红薯等多样化的谷薯类作为主食（如米饭、馒头、花卷）。

努力做到餐餐有蔬菜 尽可能换着吃不同种类的蔬菜，特别注意多选油菜、小白菜、菠菜、紫甘蓝等深色叶菜，以及菌藻类蔬菜。

尽可能选择不同种类的水果 不宜在一段时期内只吃一种水果，水果种类多一些，每种吃的量少一些，总摄入量为每天 200~300g。

动物性食物换着吃 食物选择应避免固化、单调、偏素。动物性食物应尽可能包括猪肉、羊肉、牛肉等畜肉，鸡肉、鸭肉等禽肉，鱼虾类以及蛋类，多用新鲜食材，少吃加工肉制品。

吃不同种类的奶类和大豆类食物　建议每天饮用 1~2 杯牛奶或酸奶。大豆类食物富含蛋白质、豆固醇和矿物质，建议适当摄入。

选择恰当的烹调方式　烹调做到少盐、少油、少煎炸，多蒸煮，清淡而不刺激。

（刘燕萍　张玉萍）

2. 辟谷、轻断食对健康养生有什么影响

长沙马王堆出土的文献《却谷食气篇》，是最早记载辟谷的史料。辟谷又称“却谷”，“谷”指的是五谷，“却谷”，即不吃粮食。“食气”指呼吸空气与调节身体内在的元气。辟谷养生的原理可概括为“气满不思食”，即通过呼吸气息调节、不吃食物或服食辟谷之药物，以达到养生防病、延年益寿的目的。

随着时代发展，我们的饮食习惯和饮食结构发生了很大的变化，碳水化合物、肉类摄入增多，由辟谷逐渐演变出轻断食等方法，迎合了目前低热量的饮食趋势。

专家说

有研究表明，科学辟谷对超重、肥胖、高血压、血脂异常、高尿酸血症等具有良好的改善作用。目前常用的辟谷方式有服药辟谷和服气辟谷。服药辟谷，指通过药物手段减少正常饮食的摄入；服气辟谷，指通过科学的气功法减少饥饿感，逐步达到“气满不思食”的状态。相对于严格意义上的完全绝食，服药辟谷能利用辅助药物保障机体的基本功能，有效减少不良反应的发生。

轻断食也称“5+2 断食法”，即每周中不连续的 2 天每天只摄取 500kcal（女性）或 600kcal（男性）的食物，其余 5 天自由饮食，不加以控制。许多人选择轻断食来减轻消化系统的负担、减重和改善某些慢性疾病的症状。

辟谷和轻断食对特定人群或某些慢性疾病患者具有重要的养生意义，但是长时间辟谷或轻断食会降低身体免疫力，导致身体出现不良反应，如头晕、乏力，甚至可能导致严重的健康问题，如营养不良和心血管疾病，所以不建议擅自长时间进行辟谷和轻断食。

在辟谷和轻断食期间，身体可能会失去一些重要的营养素，而这些营养素是维持身体健康所必需的，可能导致身体变得虚弱、易感染疾病。所以，在决定辟谷和轻断食前，一定要咨询专业医生，查明自己的身体情况，判断自己是否适合，之后在专业医生的指导下完成辟谷或轻断食。

近年来，随着饮食研究的深入，出现了一种既能满足身体营养需要，又能减轻体重的辟谷方法，称为柔性辟谷，受到许多人的欢迎。所谓柔性辟谷，就是在某一段时间内，计算好每天生理活动必须摄入的营养物质，制成饮品或者菜粥，是不追求饱腹感和美味口感的一种辟谷方法。其特点是能满足人体所需的营养物质，是一种安全、有效的辟谷方法。

（梁润英）

3. 应该如何科学饮水

温和气候条件下，一般低身体活动水平的人每天可饮 7~8 杯水，不应等到口渴再饮水，应主动饮水，少量多次，可以在一天的任意时间，每次 1 杯，每杯约 200mL，也可早晚各饮 1 杯，其他时间每 1~2 小时饮 1 杯水。成年人宜饮用白水或淡茶水。

专家说

体内水的主要来源包括饮水和食物中的水。一般情况下，我们通过饮水获得的水量约占总水量的 50%，通过食物获得的水量占总水量的 40%。在温和气候条件下，低身体活动水平成年男性每天总水适宜摄入量为 3 000mL，每天饮用水的适宜摄入量为 1 700mL，从食物中获得水量为 1 300mL；

女性每天总水适宜摄入量为 2 700mL，每天饮用水的适宜摄入量为 1 500mL，从食物中获得水量为 1 200mL。

不同环境下，如高温、高湿、寒冷、高海拔等特殊环境，机体对水的需求会发生改变，需要及时补充水甚至电解质。进行身体活动时，要注意活动前、中、后水分的摄入，可分别饮水 100~200mL，以保持良好的水合状态。当身体活动强度较大、时间较长时，需要根据机体排汗量等补充水分，并酌情补充电解质。

健康加油站

白水是指自来水、经过滤净化处理的直饮水、煮沸的白开水、桶装水以及纯净水、天然矿泉水、天然泉水等各种类型的饮用水。白水廉价易得，安全卫生，不增加能量，不用担心添加糖带来的健康风险。建议大家首选白水，成年人也可以选择饮用茶水，用白水和淡茶水代替含糖饮料。

目前，我国饮料市场上超过半数的饮料为含糖饮料。含糖饮料的主要成分是水和添加糖，营养价值、营养素密度低。过多摄入含糖饮料可增加龋齿、超重、肥胖、2 型糖尿病、血脂异常的发病风险。日常不应把饮料当作水分的主要来源，不用饮料代替白水。可以在水中加入一两片新鲜的柠檬片，三四片食用薄荷叶等增加水的色彩和味道，也可以自制绿豆汤、酸梅汤等传统饮品，但需要注意制作过程中不要额外添加糖。

（徐维盛）

4. 牙口不好应该怎么吃

对牙口不好的人来说吃饭并非易事，有些人甚至只能吃大米粥、软面条等为数不多的软烂食物。长此以往，食物种类、质和量受到限制，发生营养不良的风险大大增加。想让牙口不好的人获取充足营养，关键在于合理选择和烹制食物，必要时搭配营养素补充剂来补足膳食营养的欠缺。

专家说

合理补充优质蛋白质　牙口不好的人蛋白质摄入量往往不够，选对肉类很重要。以鱼肉和鸡肉为代表的白肉，肌纤维细，肉质软嫩，脂肪含量相对低于猪肉、羊肉等红肉，很适合牙口不好的人。鱼类，尤其是深海鱼的脂肪中富含多不饱和脂肪酸，有益于心脑血管健康，适合以清蒸、炖煮等少油少盐的方式烹饪。大豆类和奶制品中富含优质蛋白质，同时奶制品中钙含量高，牙口不好的人更需要经常食用。此外，我们应每天吃 1 个全蛋，蒸蛋羹、炒蛋、蛋花汤都很适合。

杂粮、粗粮预处理　牙口不好的人常因杂粮、粗粮的口感粗糙，难煮、难嚼、难咽而放弃选择，以致所吃的主食过于精细，无法获得充足的 B 族维生素、膳食纤维和矿物质等。可以将糙米、燕麦米、赤小豆、芸豆等提前用清水浸泡，之后用压力锅煮至软糯，若不能适应可以先食用杂粮糊糊、杂粮粥，逐步过渡到杂粮软饭。红薯、山药、芋头等薯类上锅蒸制时间充分，也是适口的选择。

蔬菜、水果也要吃 新鲜蔬果作为维生素、矿物质和膳食纤维的主要来源，饮食中必不可少。嫩叶、瓜茄类蔬菜粗纤维不多、水分含量高，口感或软绵或爽脆，切成细丝或碎末，烹熟后食用难度不高。尽量选择蒸、煮、炖、焖、烩等以水为加热媒介的烹饪方式，连汤汁带食材一起享用，营养获取会更充分。水果，如香蕉、草莓、樱桃等口感绵软、营养丰富，适口性强，适合牙口不好的人食用；也可将水果切成小块，蒸或煮熟。日常可以使用料理器，将蔬果食材里的粗纤维打碎，制成菜馅、菜泥、果泥、蔬果汁等，供我们食用。

健康术语

杂粮 通常指水稻、小麦、玉米、大豆和薯类五大作物以外的粮豆作物。主要有小米、高粱、荞麦、燕麦、大麦、薏苡仁、绿豆、红豆、蚕豆、豌豆等。

粗粮 相对于精米白面等细粮而言，粗粮是指未经精细加工的粮谷，一般指大米和面粉以外的粮食。

（刘燕萍　张玉萍）

5. 如何在日常饮食中减少盐的摄入量

日常饮食中减少盐的摄入是预防心血管疾病的关键手段之一。以下做法可以逐步减少盐的摄入量。

专家说

使用剂量工具　烹调中加食盐时，使用有计量单位的容器，如盐勺。注意将盐的摄入量控制在每人每日 5g 以下。

减少用盐量　推荐使用天然调味品，做菜时可以用葱、姜、蒜、胡椒、大料、花椒、辣椒、柠檬等天然调味品进行调味，即使少放盐也可使菜肴美味可口。当使用酱油、豆瓣酱、甜面酱、蚝油等本身含盐量较高的调味品时，要少放盐或不放盐。

做菜晚放盐　炒菜时如果晚些放盐，或者开始少放些盐、起锅前用少量酱油增味，盐分尚未深入食品内部，但舌头上依然能感觉到食物表面的咸味，就可以在同样的咸度下减少盐的用量。

多食用新鲜蔬菜　感受食物本身的味道。目前市场上的新鲜蔬菜四季均有，不受时令限制，应尽可能多食用。烹饪番茄、芹菜、茼蒿、洋葱等原本香味较重的蔬菜时，可以少放一些盐，这些食物也可以作为调味品增加风味。少吃含盐多的食品，减少咸肉、腊肉、咸鱼、咸菜和罐头等传统腌制食品的食用量。

不喝有咸味的汤　咸味汤是膳食中盐的一大来源。

关注预包装食品的含盐量　食用预包装食品时，要注意查看食品营养标签，了解含盐量。

时刻记得低盐饮食　在外就餐时，可以告知服务人员制作菜肴时尽量少加盐，不要口味太重。

成人每人每天摄入食盐不超过 5g。注意减少摄入隐形盐含量高的食物，如挂面、面包、饼干、腌制肉等。高血压人群尤其应注意控制膳食中钠的摄入量。

（吕晨艳）

6. 每天喝多少奶合适

奶及奶制品是钙的最佳来源，也是优质蛋白质的良好来源。从婴儿到老年人，我们每天都需要喝适量的奶来补充钙和蛋白质。

成年人每天需要摄入 300mL 奶或相当量的奶制品。随着年龄的增长，骨量逐渐减少，日常膳食中需要注意补充足量的奶及奶制品。需要注意的是，牛奶中有一部分蛋白质是酪蛋白，如身体消化功能不健全、消化能力下降会导致酪蛋白的消化吸收率较低。大量饮用牛奶会造成肚子胀气、没有食欲等，所以每天不能喝太多牛奶。

专家说

牛奶是食物中优质蛋白质的良好来源，其含有的丰富钙质也有利于骨骼健康。同时，牛奶中有合适的钙磷比，有助于促进钙的吸收。冷藏的巴氏杀菌奶、超高温灭菌奶、酸奶、天然低钠的奶酪都比较适合食用。除了蛋白质和钙，牛奶中还有大量乳糖，建议乳糖不耐受人群喝一些酸奶或吃一些奶酪。市场上有一些乳饮料，蛋白质含量极低，添加糖含量很高，营养价值不高，因此不建议选用。

健康术语

乳糖不耐受　也叫乳糖不耐受症，是由于体内乳糖酶活性低或乳糖酶缺乏，导致喝奶后奶中的乳糖进入肠道后吸收不良，未被消化的乳糖进入结肠，被细菌发酵生成氢气和二氧化碳等，产生的大量气体会引起腹胀，未被完全消化的乳糖及细菌发酵的产物会引起肠道内渗透压升高，从而引起腹泻。

（吕晨艳）

7. 应该如何科学补钙

应根据补钙对象的年龄、性别、生理状态等个性化特点科学补钙，补钙的核心是多食用牛奶和奶制品、大豆及豆制品等钙含量高的食物并结合适度运动，补钙的同时应注意补充维生素 D，同时保证充足的日晒。若膳食中摄入的钙不能满足身体所需，可考虑补充钙强化食品或在医生、营养师的指导下补充钙剂。

专家说

缺钙可能会导致佝偻病、骨质疏松等疾病，摄入充足的钙不仅可提高骨骼健康水平，而且可能有利于预防高血压、结肠癌等疾病。因此，科学合理地补钙十分重要。补钙措施需要结合补钙对象的具体情况确定。

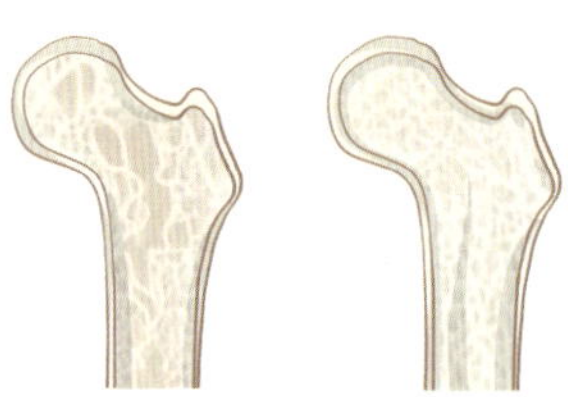

骨质疏松　　正常骨骼

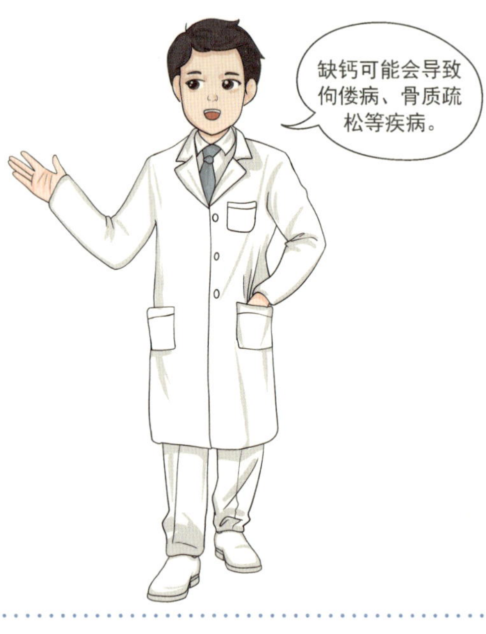

中老年人应每日摄入钙 1 000mg，食物首选奶及奶制品，每 250g 牛奶可供给 250~300mg 钙，酸奶含钙亦较高，适合乳糖不耐受者食用。若通过膳食补充效果不佳，也可以采用钙强化食品补钙或在医生、营养师的指导下服用补钙药物，但应严格掌握用量，防止因过量导致的其他健康问题。

健康加油站

补钙的核心是多食用钙含量高的食物，但应注意不要过量补钙，在补钙的同时还应补充维生素 D，建议多晒太阳促进人体自身合成维生素 D。含钙丰富的食物主要包括奶及奶制品、大豆及豆制品、芝麻、小虾皮、一些深绿色蔬菜和菜花、海带和紫菜等海产品、蛋黄、黑木耳、核桃等。

（赵　勇）

8. 食物中哪些成分具有抗肿瘤作用

天然食物中的某些成分，如抗氧化营养素、异硫氰酸盐、黄酮类、多糖类、皂苷，以及磷脂、萜类等，有辅助抗肿瘤作用。

专家说

所谓“抗肿瘤食物”，是指该食物中的某些成分在一定程度上具有抗肿瘤作用。这些食物中的某些成分可在癌症患者治疗恢复过程中发挥抗氧化、提高免疫力、促进伤口愈合等功效，如富含维生素 C、维生素 D、维生素 E、叶酸、膳食纤维、类胡萝卜素、花色苷等成分的食物。常见具有抗肿瘤作用的食物成分如下。

抗氧化营养素　可增强人体免疫力，抑制肿瘤细胞生长，如维生素 A、维生素 C、维生素 D、维生素 E、β- 胡萝卜素、硒元素等，经常食用富含这些营养素的食物有助于防治肿瘤。

异硫氰酸盐　含异硫氰酸盐的食物有萝卜、菜花、西蓝花、芥蓝、白菜、油菜、卷心菜等蔬菜。

黄酮类　富含黄酮类植物化学物的食物有大豆、茶叶、蜂蜜、绿叶蔬菜、葡萄、蓝莓、柑橘等，对多种恶性肿瘤细胞具有抑制生长作用。

多糖类　含量丰富的食物主要有菌菇、海藻、苦瓜、螺旋藻、枸杞等，很多类型的多糖具有调节免疫功能、抑制肿瘤细胞生长的功能。

皂苷　甾体皂苷主要存在于薯蓣科、百合科和玄参科等植物中，三萜皂苷主要存在于五加科、豆科、远志科及葫芦科等植物中，主要食物有人参、西洋参、大豆、百合、海参等，对肿瘤细胞有杀灭作用。

其他抗肿瘤食物成分包括磷脂、萜类成分。

通过饮食进行防癌抗癌的方式最受欢迎，想要降低肿瘤的患病风险，均衡膳食非常重要。千万不可一味相信“抗肿瘤食物”，盲目忌口或进补。单纯依靠食物来抗癌防癌并不现实，研究证实的某成分达到抗癌效果的量，若单纯通过食物来补充，或许需要吃非常大量的食物，日常生活中根本做不到。想要远离癌症，饮食上应尽量做到营养均衡、全面，多吃全谷物、高膳食纤维食物，戒烟限酒，少吃油、盐、糖，少吃加工肉和红肉。总之，保持健康的生活方式最重要。

健康加油站

肿瘤患者膳食指导原则如下。

1. 合理膳食，适当运动。
2. 保持适宜的、相对稳定的体重。
3. 食物的选择应多样化。
4. 适当多摄入富含蛋白质的食物。
5. 多吃蔬菜、水果和其他植物性食物。
6. 多吃富含矿物质和维生素的食物。
7. 限制精制糖摄入。
8. 若肿瘤患者抗肿瘤治疗期和康复期膳食摄入不足，在经膳食指导仍不能满足目标需要量时，建议给予肠内、肠外营养支持治疗。

（高　键　姜　盼）

9. 喝红酒对心血管疾病有好处吗

喝红酒对心血管疾病没有好处。心血管疾病患者应该戒酒。

专家说

多项研究显示，饮酒与各种心血管疾病的发生都呈正相关，也就是说，饮酒量越多、饮酒时间越长，越容易得心血管疾病。

红酒中含有白藜芦醇、花青素、单宁等抗氧化物质，曾经一度被认为对健康有益。但这些抗氧化物质在红酒中含量很低，对健康的有益作用微乎其微，而红酒中最主要的成分始终是酒精，如果要使红酒中抗氧化物质达到对健康有益的摄入量，势必要摄入大量的酒精，这会严重损害健康。

饮酒会使神经系统变得兴奋，心率加快，心脏的工作量增加，给血管造成一定压力，导致血压上升；同时酒精会兴奋交感神经，抑制副交感神经，导致心率加快。心率突然升高对心血管疾病患者来说存在风险，可能诱发心律失常，导致疾病恶化。

另外，心血管疾病患者通常需要长期服用多种药物，如调血脂药、抗高血压药、降血糖药等，常年服药可能会存在药物性肝损伤，饮酒则会加剧对肝脏的损伤。

健康加油站

心血管疾病是一系列涉及循环系统（心脏和血管）的疾病，包括冠心病、脑血管疾病（脑卒中）、高血压、周围血管疾病、风湿性心脏病、先天性心脏病、心力衰竭以及心肌病。心血管疾病是一类严重威胁人类健康的常见病，具有高患病率、高致残率和高病死率的特点。全世界每年死于心血管疾病的人数居各种死因死亡人数的首位。健康的饮食和生活习惯对心血管疾病的预防和治疗具有重要意义。

（朱珍妮）

10. 应该如何避免食物中毒

避免食物中毒的方法有：①彻底煮熟食物，确保肉类、家禽和鱼类在烹调过程中被完全煮熟，以杀死可能存在的细菌、病毒和寄生虫；②清洗食材，在烹调或食用前仔细清洗水果、蔬菜和其他食材，以去除表面污垢和细菌等；③避免污染，处理生肉时，使用不同的切板和刀具，并将其与其他食材分开存放，不要将已煮熟的肉类重新放回原来装生肉的袋子。不盲目食用野生动物、植物也是避免食物中毒的方法之一。

专家说

避免食物中毒要从日常做起，主要体现在以下几个方面。

注意食材的新鲜度　购买、存储和处理食材前，确保食材没有过期或损坏。如果有任何疑虑，最好不要食用这些食材。

洗手　在做饭前、做饭时和吃饭前都要洗手。特别是在接触生肉、家禽或鱼类后，务必洗手。

彻底煮熟食物　确保把肉类、家禽或鱼类煮熟，内部温度达到 73.9℃以上。

分开储存食物　生肉、家禽和海鲜应该与其他食物分开储存，以避免交叉污染。

清洁卫生　定期清洁厨房表面、厨具和餐具，确保干净卫生。

避免生食　尽量避免食用生肉、家禽、海鲜和蛋类等未经加工的食品。

食品储存　将食物装在密封的容器中，放入冰箱或冷库中。冷藏温度应该低于 4.4℃，冷冻温度应该低于 -17.8℃。

以上方法可以帮助您避免食物中毒，并确保您和家人的健康。

健康加油站

食物中毒是指人摄入了含有生物性、化学性有毒有害物质或把有毒有害物质当作食物摄入后出现的非传染性急性或亚急性疾病，属于食源性疾病范畴。食物中毒症状轻重不一，主要表现为腹痛、腹泻、恶心、呕吐等消化系统症状，也可能伴随发热、头痛、乏力和肌痛等全身症状。预防食物中毒的方法包括注意饮食卫生，选择新鲜、干净的食材，正确储存和处理食品，避免食用过期或变质的食品，彻底煮熟食物等。如果出现食物中毒症状，应及时就医，并保持充足的水分摄入以避免脱水。

（白　莉）

11. 为什么食物不能在冰箱里随意存放

食物不能在冰箱里随意存放是因为冰箱内部的温度分布可能不均匀，某些区域可能比其他区域更冷，这会导致食物在某些地方过冷，而其他地方温度相对较高，引起食品变质或变味，并造成交叉污染。另外，生鲜肉或其他生食品与已经煮熟或准备好的食品最好分开摆放，避免细菌和病毒从生食品传播到其他食品上，导致食物中毒。冰箱内的空气通常很干燥，这可能会导致食物水分蒸发，使需要保持湿润的食品（如蔬菜、水果）失去部分营养价值。

专家说

各类食物在冰箱中随意存放的危害如下。

蔬菜和水果　这类食物通常需要储存在湿度相对较高的环境中。如果在冰箱中存放过久，可能会失去水分并变得枯萎。此外，某些蔬菜和水果如果腐败变质会释放气体，这可能会影响其他食物的新鲜度。

肉类和海鲜　这类食物应该在冰箱中存放以保持其新鲜度，但必须注意与其他食物隔离，并尽快食用。

食品杂货　开封的食品杂货，如饼干、薯片和坚果等，应该在密封容器中储存，并放置在室温环境中，或者在冰箱中短时间放置。在冰箱中长期储存容易使这些食品变质。

总之，正确的存储方式有助于保持食物的新鲜度和口感，避免食物中毒的发生。

健康加油站

冰箱里存放的食物要注意其保质期和新鲜度。如果存放时间超过建议的时限或者食物已经变质，就不要食用了。为了保证安全和健康，建议在食用前仔细检查食物的外观、味道和质地。

（白　莉）

12. 为什么全谷杂粮和粗粮不是一回事

全谷物是脱壳之后没有精制的粮食种子，它保留了种皮、种胚和糊粉层等口感比较“粗”的部分；粗粮是加工程度较低，没有完全去除外层糠麸部分的粮食。可以这么说，全谷物属于粗粮，而粗粮不一定属于全谷物。

未精制的小米、大黄米、高粱米、各种糙米（普通糙米和黑米、紫米、红米、绿米等各种颜色的稻米种子）、小麦粒、大麦粒、黑麦粒、荞麦粒，包括已经磨成粉或压扁压碎的粮食，比如全麦粉、燕麦片等，都是全谷物食材。只要不把种子外层的粗糙部分和谷胚部分去掉，保持种子原有营养价值的，都属于全谷物。

很多玉米产品（玉米面、玉米糁等）属于粗粮，但其中的玉米胚已经去掉，表面的那层种皮也去掉了，所以它们不能称为全谷物。各种胚芽米是介于糙米和白米之间的稻米产品，就是经过精磨之后，部分去掉外面的糠麸，但完全保留了谷胚部分的产品。与整粒糙米相比，胚芽米的膳食纤维和矿物质含量要低一些，胚芽燕麦、胚芽大麦等也是一样道理。

专家说

吃全谷物有哪些好处　能降低餐后血糖反应，帮助预防肥胖，控制血脂，降低糖尿病风险，降低心脑血管疾病风险，降低肠癌风险，降低全因死亡率，稳定情绪，预防餐后困倦，平衡性激素水平，改善皮肤状态等。

主食应该怎么选 主食是膳食中重要的一部分，是每日主要能量来源。健康成年人每日应当吃 200~300g 谷物，其中应包括 50~150g 全谷杂粮。

“谷物”包括水稻、小麦、大麦、黑麦、青稞、燕麦（莜麦）、小米、大黄米、玉米、高粱、薏米等常见的粮食品种。广义的粮食，甚至包括了马铃薯、甘薯等可以部分替代主食的薯类食材。

（范志红）

13. 为什么食用油要换着吃

所谓食用油换着吃，是指不同类别的食用油要常换，这样才能保证我们摄入不一样的脂肪酸。因为每一种油所含的营养物质是有侧重的，动物油含饱和脂肪酸比较多，植物油则富含不饱和脂肪酸，不同油类脂肪酸的组成、胆固醇含量和维生素组成也不尽相同，而且很多是人体不能合成、必须从外界摄取的，所以经常调换食用油种类能使脂肪酸的摄入种类多样化，营养成分更加平衡。换油，不是简单地更换油的品种，而是选择不同的脂肪酸类型，将油酸、亚油酸、亚麻酸等含量不同的油脂搭配使用。富含亚油酸的油有大豆油、菜籽油、玉米油、核桃油，富含油酸的油有橄榄油、茶油，富含 α- 亚麻酸的油有亚麻籽油、紫苏油、核桃油。

专家说

在家中可以根据不同的食材、烹调方式选择不同的食用油。植物油种类丰富，每种油脂所含的脂肪酸也不同，例如：亚麻籽油富含 α- 亚麻酸，属于必需脂肪酸，也是二十碳五烯酸（EPA）和二十二碳六烯酸（DHA）的前体物质，有助于大脑和视网膜的发育。但亚麻籽油容易氧化变质，故应低温、避光保存。花生油富含维生素 E，耐热性好，适合做一般炒菜；葵花籽油的脂肪酸组成和大豆油类似，以亚油酸为主，人体消化吸收率较高，除了适合煎、炒、烹、炸外，还可以用来烘焙。猪油、牛油、奶油等动物油虽吃起来香，但其中往往含有大量饱和脂肪酸，且含有较多的胆固醇，摄入过多会引起肥胖和心脑血管疾病等，不建议过多食用。

健康加油站

EPA 具有降血脂的作用，DHA 是大脑细胞形成、发育及发挥功能不可缺少的物质基础，二者都是 ω-3 脂肪酸，即脂肪酸分子上第一个不饱和键位于甲基端的第 3 个碳原子上。EPA 含有 5 个不饱和双键，DHA 含有 6 个不饱和双键。EPA 和 DHA 主要来源于深海鱼类。

（吕晨艳）

14. 为什么要控制食物中的隐形盐

我们所说的“减盐”实际上是“减钠”，钠摄入过多会使血压升高，还会导致血管狭窄、损伤血管内皮细胞，也会给肾脏造成负担，导致钙离子流失，引起骨质疏松、肾脏疾病等多种疾病。

专家说

隐形盐就是我们用舌头品尝不出来的钠，有些食物吃起来似乎和盐没有关系，实际上是高钠食物，食用这些食物时其实摄入了大量的隐形盐。

蜜饯　入口酸甜却是高盐食物，18g 话梅的钠含量为 1 147mg，相当于 2.8g 盐。

奶酪　在制作过程中需要涂抹盐进行“腌制”，但是由于奶酪中的甜味非常浓郁，咸味被掩盖住了。

面包、饼干　100g 原味切片面包中的钠含量在 200mg 以上，含盐量在 0.5g 以上，也属于高盐食品，苏打饼干中加入了碳酸氢钠，导致钠含量较高。

挂面　大部分挂面中会额外添加盐以增加韧度，100g 挂面的钠含量约为 900mg，相当于 2.25g 盐。目前市面上有一些低钠面，在购买时可以注意。

调味品　酱油、豆瓣酱、辣椒酱、鸡精、蚝油等调味品是含盐量的“大户”，100g 豆瓣酱相当于 15g 食用盐，100g

酱油相当于 15~20g 食用盐，日常添加这些调味品时一定要慎重。

日常生活中应养成清淡少盐的饮食习惯，减少盐的摄入。同时需要关注食物中的隐形盐，在选购食物的时候多注意看食品营养标签，上面会有盐和钠的含量信息。一般而言，对于钠超过 30% 营养素参考值（NRV）的加工食品要少购、少吃。

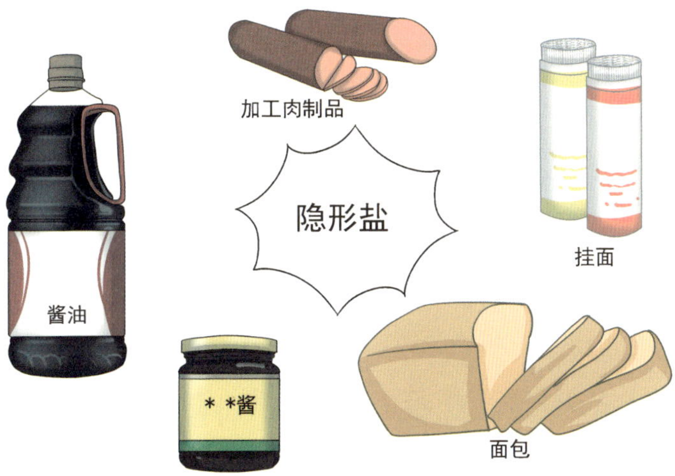

（吕晨艳）

15. 为什么不建议长期吃素

随着年龄增长，我们易出现蛋白质、微量营养素摄入不足，产生消瘦、肌肉减少、贫血、骨质疏松等问题。长期吃素者由于膳食中缺乏动物性食物，膳食搭配不合理，较容易导致蛋白质、ω-3 多不饱和脂肪酸、维生素 B_{12}、磷、钙、铁和锌等摄入不足，更易增加相关营养缺乏病的发生风险。因此，不建议长期吃素。

专家说

人体衰老过程中将出现负氮平衡，摄入蛋白质的质和量若达不到要求，则影响细胞代谢和更新，进一步影响其功能，因此，我们应摄入足量的蛋白质，男性每日 65g，女性每日 55g，且优质蛋白质摄入量占 50%，瘦肉、鱼、禽、奶、蛋等动物性食物是优质蛋白质的重要来源。相对而言，素食者则要面临更高的蛋白质摄入不足的风险。

不少人由于担心动物性食物中含有较多的饱和脂肪酸和胆固醇，会增加慢性疾病的发生风险，减少甚至拒绝食用动物性食物。除罹患肝胆疾病，我们对脂肪的消化和吸收能力一般不低于中青年，过多摄入脂肪固然不妥，但只要确保优质脂肪酸摄入，同时饱和脂肪酸摄入不超过总脂肪的 1/3、总能量的 10% 即可。控制动物脂肪的摄入不是长期素食的理由，我们完全可以选择畜禽的瘦肉、低脂的水产品、脱脂奶，不用黄油、奶油，使摄入的脂肪更健康。

随着胃肠功能下降，如果户外活动减少、缺乏日照，会使维生素 D 的来源减少，加之钙摄入不足，则更易出现骨钙的负平衡。当然，身体活动的减少也会增加骨钙的流失，造成增龄性骨质疏松，长期素食同样不利于这一问题的防治。奶类、蛋黄、海鱼海虾等富含骨健康相关营养素的动物性食物是不可替代的。

总之，增龄会使生理功能显著改变，这些变化会影响摄取、消化食物和吸收营养物质的能力。虽然我们对能量的需求随着年龄的增长而减少，但对大多数营养素的需求并没有减少，对某些重要营养素的需求反而是增加的。长期素食更易增加蛋白质、不饱和脂肪酸、钙、铁、维生素 D 等营养素缺乏的风险。

健康术语

素食人群　是指以不食畜禽肉、水产品等动物性食物为饮食方式的人群，主要包括全素人群和蛋奶素食人群。

全素　也称为“严格素食”，是指饮食中只有植物性食物，没有任何动物性食物，甚至不包括蜂蜜。

蛋奶素食　也称为“不严格素食”，是指饮食中有奶类和蛋类制品及植物性食物的素食，如只接受奶类及其制品称为“奶素”，只接受蛋类及其制品则称为“蛋素”。

（刘燕萍　张玉萍）

第三章

常见慢性疾病的识别与管理

1. 应该如何预防脑卒中

随着生活水平的提高以及医疗技术的发展，人均寿命不断增长，罹患慢性疾病的人逐渐增多。调查显示，脑卒中已成为我国老年致死致残的首要原因。那么，我们应该如何预防脑卒中呢？

专家说

应根据不同人群，采用不同的分级预防策略。

未发生过脑血管病的人群 实施一级预防，是指预防发病，治病于未病。即通过早期改变不健康的生活方式，积极主动地筛查及控制各种危险因素，从而达到使脑血管病不发生或者推迟发生的目的。经研究证明，戒烟限酒、限制过多盐分摄入、控制体重、多进食新鲜果蔬、有规律地适度运动可显著降低罹患脑血管病的概率。此外，还需要积极治疗引起脑血管病的疾病，如高血压、糖尿病和高脂血症等。我们应根据不同危险分层，将血压、血糖和血脂控制至相应水平，以最大程度地减少脑卒中的发生。

发生过脑血管病的人群 实施二级预防，通过寻找脑卒中事件发生的原因，对所有可干预的危险因素进行治疗，从而达到降低脑卒中复发的目的。针对此类人群，除了做到一级预防实施的内容外，还要在专业医生的指导下应用抗血小板聚集药及降脂药等，并根据不同危险分层，将血压、血糖和血脂控制至相应水平。此类人群需要完善必要的检查，寻找有可能引发急性脑卒中的原因，针对不同病因进行对因处理，如脑血管明显狭窄的患者建议行介入或手术治疗。

健康加油站

如何识别脑卒中

国际上有一套公众早期自我识别脑卒中症状的简单方法，包括五个方面：一是口角歪斜，二是眼睛看不清，三是说话不清楚，四是身体难平衡，五是上肢抬不起来。出现上述症状，可能提示出现脑卒中，应立刻拨打 120 急救电话寻求医疗救助。

（江文静）

2. 心血管疾病有哪些早期症状

我们时常会听到身边的亲朋发生心肌梗死等情况，随着年龄增长，心血管疾病患病率随之增加，导致较高的致残率和致死率，大家难免担心自己出现心血管疾病。心血管疾病虽然凶险，但可防可治，特别是在疾病早期阶段，一些不适症状可能提示存在心血管疾病。为了避免疾病发展到严重阶段，需要积极识别这些症状，那么心血管疾病有哪些早期症状呢？

专家说

心血管疾病症状是指我们患心血管疾病后出现的不适症状。这些症状既有心脏疾病引起的不适，也有其他器官疾病引起的不适。早期症状常程度较轻、次数较少，通常不能引起我们的足够重视，最终发展为急危重症。需要我们重视的早期症状如下。

胸闷 是常见的心血管疾病症状之一，是指患者感到胸部有压迫感、紧迫感，同时感到呼吸困难、气促等。胸闷的部位可能位于整个胸部，也可能局限于左侧胸部或胸部正中。心血管疾病中冠心病（心绞痛和心肌梗死）、高血压、心律失常、心力衰竭等早期均可出现胸闷。但是，呼吸系统疾病，如肺炎、支气管炎等也可能引起胸闷。此外，心理因素，如焦虑、抑郁等也可能引起胸闷。

气短 常称为呼吸困难，是指患者感到空气不足、呼吸费力。早期气短常与活动相关，严重时可出现休息状态下张口呼吸、端坐呼吸和窒息感。高血压、冠心病、心力衰竭等心血管疾病早期即可出现气短症状。呼吸系统疾病，如慢性阻塞性肺疾病也常有气短表现。

胸痛 主要由胸部疾病所致。左侧胸部和胸部正中（胸骨后）部位疼痛通常是心血管疾病的表现。心血管疾病的早期胸痛多表现为可耐受的隐痛或钝痛，有时疼痛性质较难描述，会有闷痛、胀痛等表现。病情严重时常表现为胸部绞痛、压榨样疼痛，持续时间一般超过 20 分钟，同时伴有窒息和濒死感，有时还伴有出汗。然而，对于部分人群，如糖尿病患者，有时胸痛程度与病情严重程度并不完全一致。

心慌　常称为心悸。心慌是一种自觉心脏跳动的不适感，时常与心跳频率相关。心慌时可能是心率过快，也可能是心率过慢，亦有可能是心率正常而心跳节律不规整所致。在心血管疾病早期，心慌通常偶尔出现，且持续时间较短。在心血管疾病严重时，常表现为持续心慌，伴有气短、眼前发黑甚至意识丧失，导致患者晕倒。引起心慌最常见的心血管疾病为心律失常。

水肿　是指身体内过多的水分积聚在人体的组织间隙。当水肿部位呈全身分布时，称为全身性水肿；水肿部位局限在某个器官组织时，称为局限性水肿。心力衰竭、心包炎、心包积液等心血管疾病均可出现水肿，且为全身性水肿。水肿程度可因心血管疾病严重程度的不同而有所不同，疾病早期水肿常出现于身体低垂部位（脚踝内侧水肿），手指按压水肿部位后常有凹陷。心血管疾病患者颜面部一般不出现水肿，下肢水肿为对称性。疾病严重时可出现颈静脉曲张、肝脏肿大等。

（苗海军）

3. 胸痛可能是哪些疾病的表现

胸痛是常见的不适症状之一，也是我们较为担心和警惕的情况，常被认为是心脏病不良预后的信号。其实胸痛并不只是心脏病特有的表现，许多其他系统器官疾病也可表现为胸痛。

专家说

胸痛是指胸部的疼痛感，是一种十分常见的症状，多数由胸部组织器官疾病引起，其他部位疾病也可引起胸痛。由于个体对疼痛感受存在差异，胸痛程度与疾病严重程度有时并不完全一致。胸痛可能提示的疾病如下。

心血管疾病　这类疾病引起的胸痛十分常见，其中冠心病（心绞痛、心肌梗死等）是最常引起胸痛的心血管疾病。此外，主动脉夹层、肺栓塞、钙化性瓣膜病、肥厚型心肌病、心包炎等也常引起胸痛。

胸壁疾病　这类疾病引起的胸痛也较常见，如带状疱疹、肋间神经炎、肋软骨炎、胸部撞击伤、肋骨骨折。

呼吸系统疾病　肺癌、支气管炎、胸膜炎、气胸等疾病可引起胸痛。

其他部位疾病　食管炎、食管癌、肝脓肿等非胸部组织器官疾病可引起胸痛。

健康加油站

胸痛时应该关注哪些细节表现

出现胸痛时，以下细节表现对初步判断疾病有一定帮助。

胸痛部位　大多数疾病引起的胸痛常有固定部位，如冠心病引起的胸痛多在左侧胸部和胸部正中（胸骨后方），有时在剑突下（即胸部和腹部正中交界区），有时伴随左肩部和左上臂内侧疼痛，有时放射至无名指与小指，甚至放射至左颈或面颊部，常被误认为牙痛。主动脉夹层引起的胸痛多位于前胸和后背部，疼痛可以向下放射至腹部、腰部和下肢。带状疱疹所致的胸痛常沿一侧肋骨平行分布，一般皮疹和胸痛不超过胸部正中线。

胸痛性质　胸痛表现出的性质多种多样。心血管疾病中心绞痛呈绞窄样疼痛，通常由劳累诱发，伴有闷压感；心肌梗死引起的疼痛更为剧烈，呈压榨样疼痛，伴有出汗、恐惧、濒死感等。带状疱疹引起的疼痛呈刀割样或灼热样剧痛；食管炎引起的疼痛表现为烧灼痛（烧心感），时常伴有反酸；主动脉夹层引起的疼痛呈突然发生的胸背部撕裂样剧痛；肺栓塞引起的疼痛可表现为突然发生的胸部剧痛，常伴有气短。

胸痛持续时间　心绞痛持续时间一般较为短暂，通常为3~5分钟；心肌梗死引起的胸痛持续时间较长，通常超过半小时，有时达数小时，且不易缓解。

胸痛缓解方式　心绞痛发作可在休息后或舌下含服硝酸甘油后数分钟内缓解；心肌梗死所致胸痛含服硝酸甘油效果差，胸痛缓解不明显；食管疾病引起的胸痛在服用抗酸药后可减轻或消失。

（苗海军）

4. 高血压患者如何了解自己高血压的严重程度

高血压是常见病之一，我国 60 岁以上人群中一半以上合并高血压，但高血压的知晓率、治疗率和控制率较低。过高的血压常引起心、脑、肾等器官的损伤，我们应该如何了解高血压的严重程度呢?

专家说

高血压起病隐匿，多数人血压增高时无明显不适症状，即使部分患者出现症状，也无特征性表现，容易误认为高血压危害小。也有部分人认为血压升高程度不大，危害亦不大，导致延误诊治，当出现心、脑、肾等严重并发症时才开始接受正规治疗。仅通过症状或血压水平并不能完全反映出病情和器官损害的严重程度，了解血压和病情的严重程度需要通过血压水平和器官损害情况作出综合评估。

血压水平 一般血压水平的高低和病情轻重及器官损害相关，但并非完全相关，如个别高血压患者血压达 170/90mmHg 时发生了脑卒中，部分患者血压达 190/100mmHg 也未出现脑卒中。多数情况下，血压越高的患者病情越重，越容易出现严重并发症。因此，将血压超过 180/120mmHg 或舒张压持续超过 120mmHg 作为高血压急症的判定标准之一。

此外，血压水平高低也可用于高血压预后的判断，通常将高血压分为三级。一级：收缩压在 140~159mmHg 之间，舒张压在 90~99mmHg 之间。二级：收缩压在 160~179mmHg 之间，舒张压在 100~109mmHg 之间。三级：收缩压 ≥ 180mmHg，舒张压 ≥ 110mmHg。级数越高，联合风险因素分析可提示今后发生心血管事件的概率越高。

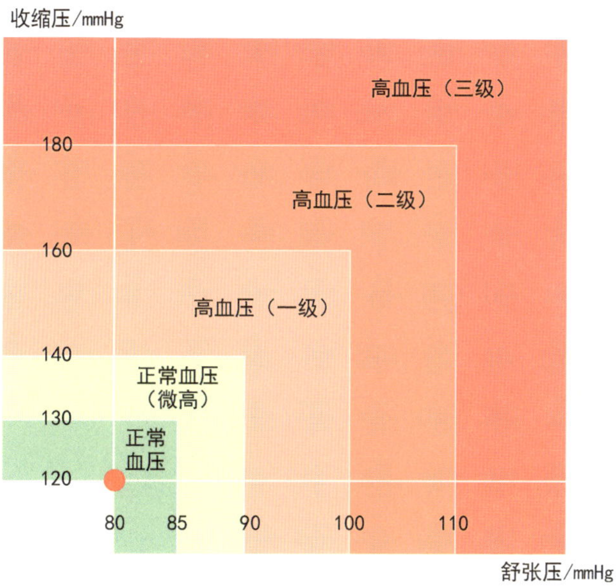

危险分层　高血压患者危险分层是在血压分级的基础上，根据患者的危险因素、既往病史和组织器官受损情况进行划分，分为低危、中危、高危、很高危。危险分层越高，表明今后发生心血管事件的可能性越大。同时也表明患者病情较严重，需要积极、严格控制血压。

健康术语

高血压急症　是指高血压患者在某些诱因（如情绪波动）的作用下，血压突然明显升高（一般超过180/120mmHg），伴有进行性心、脑、肾等重要器官功能不全的表现。高血压急症包括血压升高的同时出现脑出血、脑梗死、急性心力衰竭、急性心肌梗死、主动脉夹层等。

及时、正确地处理高血压急症十分重要。一旦诊断为高血压急症，需要迅速降低血压，通常使用静脉用药的方式。

（苗海军）

5. 糖尿病患者的血糖应该控制在什么水平

血糖监测是糖尿病患者疾病管理的重要组成部分。目前常用的血糖监测方法包括糖化血红蛋白、手指血测血糖和动态血糖监测等。定期的血糖监测可以更好地了解病情，避免出现各种糖尿病相关的急慢性并发症。

老年糖尿病患者合并高血压、高脂血症等心血管疾病危险因素的比例高，且往往有肝肾功能减退，合并多种慢性疾病，低血糖风险更高。因此，最新的国内外指南均强调对于病情复杂的老年糖尿病患者，应适当放宽血糖控制目标。

身体状况良好、合并症少、认知功能好 糖化血红蛋白（HbA1c）的控制目标为7.0%~7.5%。

合并多种慢性疾病、状态较差、有认知功能障碍 建议将HbA1c控制在8.0%~8.5%。

对于高龄者 空腹或餐前手指血测血糖的控制目标为8.0~10.0mmol/L，睡前血糖的控制目标为8.0~13.9mmol/L。

专家说

HbA1c检测很重要 HbA1c代表过去3个月血糖的平均水平，且HbA1c升高与糖尿病的慢性并发症发生风险显著相关。患者应定期（一般为3个月）监测HbA1c，可有效预防和控制糖尿病及其并发症的发生。

需要注意，HbA1c的生成与红细胞内血红蛋白相关。如果缺铁性贫血、溶血性贫血等疾病导致患者血红蛋白含量或功能异常，由此测定的HbA1c结果将会偏低，与血糖水平不相符。肝硬化、脾肿大、糖尿病性肾病等的患者发生继发性溶血时，也会导致HbA1c测定结果偏低。所以在检测HbA1c时，要同时注意患者的血常规结果，结合临床作出正确判断。

如何进行血糖自测 所有糖尿病患者均推荐用手指血测血糖，我们可用血糖仪进行血糖自测。监测血糖的时间点可包括空腹血糖、餐前血糖、餐后血糖（指自吃第一口饭时起2小时后化验的血糖值）、睡前血糖、任意时间血糖和夜间血糖。如患者血糖平稳，可仅每周监测 2~4 次空腹或餐后血糖。如病情较重、1 型糖尿病或易发生低血糖等特殊情况的糖尿病患者应加强血糖监测，增加血糖监测次数。近年出现了动态监测血糖的方法。该方法可通过葡萄糖传感器连续监测皮下组织间液的葡萄糖浓度变化，提供更全面的血糖信息，了解血糖变化及血糖波动特点。

健康术语

糖化血红蛋白　是红细胞中的血红蛋白与血清中的葡萄糖通过非酶反应结合生成的产物，因此糖化血红蛋白的含量是由过去的而非即时的血糖浓度决定的。

（于冬妮　郭立新）

6. 应该如何预防高脂血症

血脂异常是指总胆固醇（TC）、甘油三酯（TG）、低密度脂蛋白胆固醇（LDL-C）升高，高密度脂蛋白胆固醇（HDL-C）降低。血脂异常是常见的代谢性疾病。随着年龄的增长，TC、TG、LDL-C 和载脂蛋白 B（ApoB）逐渐升高，绝经后女性升高得更加明显。

专家说

我国的调查结果显示，70 岁以下成人 LDL-C 和 TG 水平随年龄增加而升高，70 岁以后呈降低趋势。除年龄外，遗传因素、不良生活方式和生活环境均可导致血脂异常。

血脂异常有哪些危害　主要危害是引起动脉粥样硬化斑块，甚至动脉狭窄、闭塞，引起机体重要脏器，如心、脑、肾和下肢等供血不足，严重者可导致心肌梗死、脑梗死，甚至危及生命。研究表明，血脂异常是动脉粥样硬化性心血管疾病（ASCVD）、心肌梗死、缺血性脑卒中等心脑血管疾病的重要危险因素。ASCVD 是致死、致残的主要疾病，其患病率和死亡率随增龄而增加。此外，高甘油三酯血症还可引起乳糜血、脂肪瘤、急性胰腺炎等疾病，严重危害健康。因此，应重视血脂异常的预防、筛查和治疗。

如何预防血脂异常　保持健康的生活方式是预防血脂异常的主要措施。

戒除不良嗜好：包括戒烟、限酒。

均衡饮食：减少饱和脂肪酸和胆固醇摄入，增加蔬菜、水果、鱼类、豆类、粗粮、全谷物、坚果及富含植物甾醇、膳食纤维的食物摄入。

适当运动：有研究表明，有氧运动除可改善心肺功能，增加胰岛素敏感性，除改善糖代谢外，还可以调节血脂，包括降低 TG 和升高 HDL-C。因此，建议大家坚持规律有氧运动。运动时应注意避免运动导致的损伤和跌倒，有条件者可在运动康复专业医师评估及指导下选择运动方案。

（于冬妮　郭立新）

7. 为什么要定期复查慢性萎缩性胃炎

我国是萎缩性胃炎患病率较高的国家，萎缩性胃炎的患病率与胃癌的患病率呈正相关。2014 年，中华医学会消化内镜学分会调查了 8 897 例胃镜证实的慢性胃炎患者，结果显示其中病理慢性萎缩性胃炎诊断率为 25.8%，肠化生（胃黏膜表现为肠黏膜特征）为 23.6%，不典型增生为 7.3%。那么慢性萎缩性胃炎需要定期复查吗？

专家说

慢性萎缩性胃炎是慢性胃炎的一种类型，表现为胃黏膜上的腺体萎缩，常伴有向肠黏膜特征的转变及炎症反应，其诊断主要依靠胃镜发现和胃黏膜活组织病理检查。随着年龄的增长，本病的发生率增高，病变程度逐渐加重。

动脉硬化、胃血流量不足、烟酒茶嗜好等，都容易损害胃黏膜的屏障功能，引起慢性萎缩性胃炎。发生萎缩性胃炎时，胃黏膜萎缩而被肠上皮细胞取代，即肠化生，随后演变为胃黏膜细胞不典型增生，重度的不典型增生可以导致胃癌。临床表现仅为上腹饱胀、嗳气、胃纳减退等消化不良症状，严重时出现胃痛，并可致贫血。内镜检查及活检是确诊本病的唯一手段。

幽门螺杆菌感染是引起萎缩性胃炎的常见原因，此菌能在胃酸环境下生存，破坏胃黏膜，诱发胃癌。它的检测方法很简单，单纯的尿素呼气试验或抽血检查即可，经过 2 周的四联方案治疗，多数患者的幽门螺杆菌可以被杀灭。除菌后多数患者的胃部不适症状明显改善，萎缩性胃炎和胃癌的发生率降低。

我国是胃癌的高发地区，而萎缩性胃炎是胃癌的独立危险因素，也是上皮内瘤变发生的基础。萎缩性胃炎患者年胃癌发生率为 0.1%~0.5%，而在我国萎缩性胃炎的癌变率为 2.55%。与无萎缩情况相比，萎缩性胃炎患者的胃癌发生风险提高了 5.73 倍；且萎缩的程度和范围越大，胃癌的发生风险越高，全胃萎缩的患者胃癌发生风险增加 4.5 倍。

治疗上，慢性萎缩性胃炎发病缓慢、病势缠绵，萎缩、肠化生和异型增生的黏膜恢复为正常胃黏膜的可能性比较小。一些慢性萎缩性胃炎患者可在无明显症状的情况下发展为胃癌，而早期胃癌比进展期胃癌治疗效果好很多，甚至可以在胃镜下切除。因此，慢性萎缩性胃炎患者应定期复查，早期切除胃息肉，清除幽门螺杆菌。

（蒋　安）

8. 应该如何自我判断颈椎病

颈椎会随着年龄增长而出现退行性改变，如果同时存在长时间使用电脑、低头玩手机、枕头使用不当等不良因素，则颈椎病的发病率将会更高。我们非常关注一个问题——如何自我判断颈椎病。

专家说

颈椎病可分为脊髓型、神经根型、椎动脉型、颈型、交感型及混合型，分型主要取决于哪些组织结构受到压迫，也取决于颈椎病的不同症状表现。以下介绍比较常见的 4 种类型。

脊髓型颈椎病 除了颈部疼痛、上肢放射痛、手指麻木外，还表现为手脚力气变差、麻木范围变大，甚至有走路踩棉花的感觉，此时要警惕脊髓型颈椎病的发生。

神经根型颈椎病 除了颈部疼痛，还有疼痛向上肢放射的感觉，同时有手指麻木，这种情况要警惕神经根型颈椎病的发生。

椎动脉型颈椎病 颈部虽然不痛，但经常头晕，甚至出现猛然回头后晕倒的情况，此时要警惕椎动脉型颈椎病的发生。

颈型颈椎病 颈部疼痛、僵硬，用手向上牵引头部能稍缓解，而将手放于头顶向下加压则会更加不适，这种情况要警惕颈型颈椎病的发生。

健康术语

颈椎病 是因颈椎间盘退行性改变，导致颈部软组织和椎体动/静力平衡失调，产生椎间盘突出、韧带钙化和椎体骨质增生等病理变化，从而刺激或压迫颈部神经根、交感神经、脊髓和血管而出现的一系列症状和体征的综合征。

（姜 未）

9. 应该如何判断自己是否存在骨质疏松

骨质疏松症已成为全球性公共健康问题，其并发症——脆性骨折可使患者致残，并严重影响患者的生活质量。如何早期诊断骨质疏松是对其进行治疗和预防骨质疏松性骨折的关键。我们应该如何判断自己是否存在骨质疏松呢？

专家说

骨质疏松症是以骨量减少、骨质量受损及骨强度降低，导致骨脆性增加、易发生骨折为特征的全身性骨病。

骨质疏松症的临床表现主要有周身疼痛、身高降低、驼背、脆性骨折及呼吸系统受影响等。

根据世界卫生组织发布的骨质疏松的诊断指标，绝经后女性和50岁以上男性人群采用双能X线骨密度检测（DXA）测量的骨密度数值，与同性别、同种族健康成年人群的峰值骨相比，减少2.5标准差以上可以诊断为骨质疏松。低于均值至2.5标准差之间则被认为是骨量减少。

（姜　未）

10. 尿频、尿急的常见原因有哪些

“我一喝完水就想上厕所”“明明刚上完厕所，没过几分钟又想去”“一晚上起夜四五次，根本睡不好”……在日常生活中，被尿频、尿急困扰的人不在少数。不要理所当然地认为尿频、尿急是自然衰老的正常现象，对健康没有什么大危害，从而忽视了检查和治疗，正确认识尿频、尿急背后可能隐藏的疾病风险才是避免疾病进展的最好方法。那么尿频、尿急的常见原因有哪些呢？

专家说

尿频是指在正常饮水量的情况下，白天排尿次数大于8次，夜间排尿次数大于2次，且每次尿量小于200mL；尿急是指一有尿意即迫不及待地要排尿，难以控制。引发尿频、

尿急的常见原因如下。

泌尿系统感染　随着年龄增长，容易出现泌尿系统感染。在炎症刺激下，可能出现尿频、尿急、尿痛症状，被称为“尿路刺激征”。

膀胱及尿道功能障碍　生理功能下降、进行过泌尿系统手术，可使调控膀胱收缩的神经功能失调，膀胱会不自主收缩，容易引发尿频。男性前列腺增生、前列腺癌等，女性子宫脱垂、阴道前后壁脱垂等，会使膀胱储尿能力减弱，导致尿频及夜尿增多。

异物梗阻　尿道及阴道异物梗阻可导致尿频、尿急现象，常由于女性放置子宫托引发。

神经精神性因素　这类因素引起的尿频，常伴有焦虑、抑郁等症状，且常见于白昼或夜间入睡前，患者泌尿系统和神经系统无器质性改变。

健康加油站

如何管理尿频

药物治疗　针对具体病因选择合适的药物治疗，如抗生素、前列腺治疗药物等。

调整生活习惯　控制夜间饮水量，避免摄入具有利尿作用的饮料和食物。

康复训练　针对膀胱过度活动症进行膀胱康复训练，提高膀胱容量。

心理支持　针对与心理因素相关的尿频、尿急，建议寻求必要的心理支持和咨询服务，缓解心理压力。

定期检查　定期进行泌尿系统检查，及早发现并处理引起尿频、尿急的潜在问题。

（唐世琪）

11. 下肢发凉是怎么回事

随着岁月的流逝，许多人常陷入一种看似微小却深刻的困扰——下肢发凉。他们或许会在夜晚感到脚趾仿佛浸在寒冷的冰水中，或许会在冬季寒冷的日子里无法摆脱下肢持续的冰凉感。下肢发凉是怎么回事呢？

专家说

引起下肢发凉的常见原因主要包括以下几类。

血液循环问题　随着年龄增长，血管弹性降低，血液流动减缓，导致下肢血流量减少，进而引起发凉感。

动脉硬化　随着年龄增长，动脉壁可能发生硬化，造成动脉狭窄，影响到下肢的血液供应，导致下肢发凉。

神经系统问题　随着年龄增长，神经系统功能逐渐减弱，特别是末梢神经。这可能导致对温度变化的感知减弱，增加下肢发凉的可能性。

慢性疾病　一些慢性疾病，如糖尿病、血管疾病和神经系统疾病，可能影响下肢的血液供应和神经功能，引起发凉感。

药物不良反应　如果合并多种疾病，则患者需要服用多种药物，一些药物可能引起血管收缩或影响神经传导，从而导致下肢感觉异常。

寒冷环境　随着年龄的增长，我们对温度变化的适应能力可能变差，特别是在寒冷的环境中，下肢更容易感到发凉。

缺乏运动　可能导致血液循环不良，影响下肢的血液供应，增加下肢感到发凉的可能性。

脱水　可能影响到血液黏稠度，使血液更加浓稠，导致血液循环减缓，进而引起下肢发凉。

健康术语

动脉硬化　是一种动脉非炎症性病变，可使动脉管壁增厚、变硬，失去弹性、管腔变得狭窄。动脉硬化是随着年龄增长而出现的血管疾病，通常在青年期发生，至中老年期加重、发病。

（高曙光　雷光华）

12. 治牙时需要注意什么

提到治牙，很多朋友觉得太麻烦——一个牙看好几次，每次看牙都怕痛，有时候还需要带着家属一起去医院，时间成本和费用都比较高。

如果我们能坚持“早预防、早发现、早治疗”，平时养成维护口腔卫生的习惯，定期进行口腔检查，及时治疗龋齿和牙周病，酌情进行牙齿洁治，这样就能减少出现严重口腔疾病的风险，降低每次治疗的疼痛程度，就诊次数和花费也都会明显减少。

专家说

大家在看牙之前，首先要做好心理准备，可以向亲戚朋友寻求支持。就诊前一天，把日常用药和既往病历准备充分，并且保证充足的睡眠。当天就诊前，建议正常饮食，不需要空腹就医。可以提前刷牙，保证口腔卫生。走进诊室看到牙医后，要把自己的诉求尽量阐述清楚，并将所患疾病、既往手术史、用药史和过敏史向牙医详细说明，以便牙医能更好地了解我们的全身情况，酌情进行合理而适度的治疗。

诊治结束以后，需要认真听从牙医嘱咐的注意事项，按照要求认真执行，如果有不明白的事宜，可以向牙医继续咨询。还可以询问复诊的注意事项，以及附近哪个医疗机构可以提供口腔急诊服务等。

推荐大家到正规医疗机构就诊，更能保证诊疗安全。办理挂号和缴费手续时，一定要慢行，按部就班操作。如果遇到不明白的事，可以向口腔科分诊台或者医院咨询台寻求帮助。

总之，治牙，需要在心理上和生理上做好充分准备，克服自己的恐惧心理，按部就班地执行牙医的医嘱，一定能获得良好的治疗效果。

（金建秋）

13. 喉咙里好像有东西“吐之不出，咽之不下”是怎么回事

随着年龄的增长，我们可能遇到各种健康挑战，其中之一就是感觉喉咙里有东西“吐之不出，咽之不下”。这种咽喉异物感不仅会给日常生活带来不便，还可能是某些健康问题的早期警示。因此，理解这一现象的潜在原因并采取适当的预防和治疗措施，对健康和生活质量至关重要。

专家说

喉咙里好像有东西吐不出来也咽不下去，这种感觉被称为“异物感”，可能是由几种不同的健康问题引起的。

咽喉部疾病 如咽炎、喉炎或扁桃体炎等炎症性疾病，可能引起喉咙不适或异物感。

消化系统疾病 胃食管反流病可能导致胃酸反流至食管和喉咙，引起灼烧感或异物感。

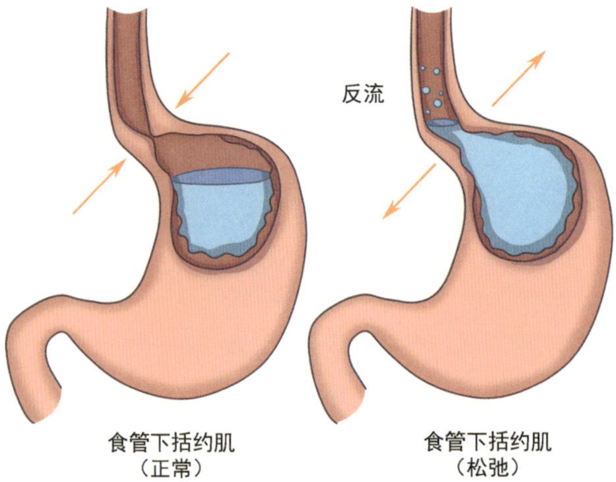

胃食管反流病

神经肌肉问题 由于年龄增长，咽喉部的神经肌肉功能可能下降，导致吞咽困难，出现异物感。

心理因素 焦虑或压力有时也会导致喉咙的异物感。

药物不良反应 某些药物可能导致口干或喉咙不适，出现异物感。

肿瘤 虽然较少见，但喉部肿瘤或食管肿瘤可能导致异物感。

如果这种情况持续存在或伴有其他症状，如吞咽困难、咳嗽或声音改变，建议及时就医。

健康加油站

如何预防和减轻咽喉异物感

为预防和减轻咽喉异物感，我们应注意保持适宜的室内湿度，避免过于干燥的环境。同时，保持健康的饮食习惯，如避免辛辣刺激性食物的摄入，可以减少胃食管反流的风险。定期进行吞咽功能锻炼也是一个好方法。此外，有效管理压力和焦虑，保持良好的心理健康状态，对于减轻或消除这种感觉非常重要。

（陈　琼）

14. 为什么打鼾被称为“夜间神秘杀手”

打鼾是一种常见现象，打鼾的人往往入睡很快，有很多人认为这是“憨人有憨福”，那么真的是这样吗？其实，打鼾者可能患有睡眠呼吸暂停，它显著增加心脑血管疾病甚至猝死的风险，因此打鼾被称为“夜间神秘杀手”。

专家说

约 20% 的打鼾者在就诊检查后确诊睡眠呼吸暂停。他们在睡眠中反复出现气道受阻，频繁发生呼吸暂停和 / 或低通气，机体出现间歇缺氧和/或二氧化碳潴留。我国普通人群中睡眠呼吸暂停的患病率约5%，随年龄增长呈上升趋势，中年以上人群患病率达20%~40%，衰弱者睡眠呼吸暂停的患病率高达60%。研究发现，睡眠呼吸暂停患者高血压患病率高达50%~90%；冠心病患病率高达20%~30%；严重睡眠呼吸暂停患者夜间发生复杂性心律失常的风险是无睡眠呼吸暂停患者的2~4倍；睡眠呼吸暂停患者中糖尿病患病率>40%；50%~70%的卒中患者有睡眠呼吸障碍；睡眠呼吸暂停患者的猝死率是无睡眠呼吸暂停人群的3倍。因此，睡眠呼吸暂停被称为“夜间神秘杀手”，合并症多、危害大。

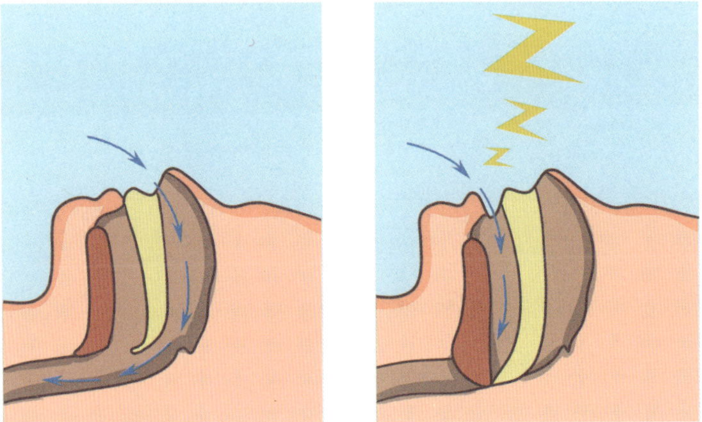

正常呼吸　　　　打鼾、呼吸暂停

健康加油站

日常生活中打鼾者有哪些注意事项

及时就诊　当出现打鼾，且频繁出现他人观察到的呼吸暂停、夜间憋醒、失眠或夜间睡眠异常动作、夜尿增多以及白天嗜睡等现象时，应尽早去医院就诊。有鼻塞症状的，应及时到耳鼻咽喉科就诊，必要时使用喷鼻剂减轻鼻部充血、水肿症状。

体位治疗　采取侧卧位睡姿，可暂时调整气道宽度，缓解或减轻打鼾。

避免肥胖　合理搭配营养，多吃富含维生素、优质蛋白质、低脂的饮食，适当运动，控制体重。

避免摄入影响睡眠的物质　避免烟酒嗜好，尤其避免睡前饮酒、吸烟。避免摄入咖啡及辛辣刺激性食物，慎用镇静催眠药。

（曾　敏）

15. 应该如何早期发现听力下降

2021 年《中国听力健康报告》指出，我国约 15.8% 的人口患有听力障碍，大约有 2 亿人。50% 的听力残疾可通过听力保健加以预防和避免。听力保健是预防听力残疾最基本、最经济、最有效的手段和途径。

专家说

老年性聋早期多表现为高频的听力下降，起病隐匿，逐渐加重。当患者感受到听力下降时，往往已经是中度以上耳聋了。因此，早期、定期进行听力检测非常重要。如果患者有高血压、高脂血症、糖尿病等并发疾病，需要严密监测控制。另外，还要避免长时间接触高强度噪声，避免使用耳毒性药物。如果家族中有多位老年性聋患者，就更要注意听力问题。营养膳食、规律运动，保持好的心态和生活规律对预防老年性聋也有积极作用。如果发现自己或家人有听力下降的问题，应主动寻求专业的医疗帮助。

如何早期自我判断听力下降　能够早期发现听力下降，尽早治疗，有可能防止听力进一步下降。早期听力下降有哪些表现呢？

早期听力下降有以下表现：①可以听到声音，但听不清；②在噪声环境中听声音困难；③只有面对讲话人时，才能理解清楚；④觉得别人说话似在嘟囔或含混不清；⑤必须要请别人重复说话内容；⑥需要将电视音量调得比别人大；⑦发现自己并不明白谈话的主题，常会答非所问；⑧参加会议、去公共场所或家庭聚会时觉得有些困难；⑨除非距离很

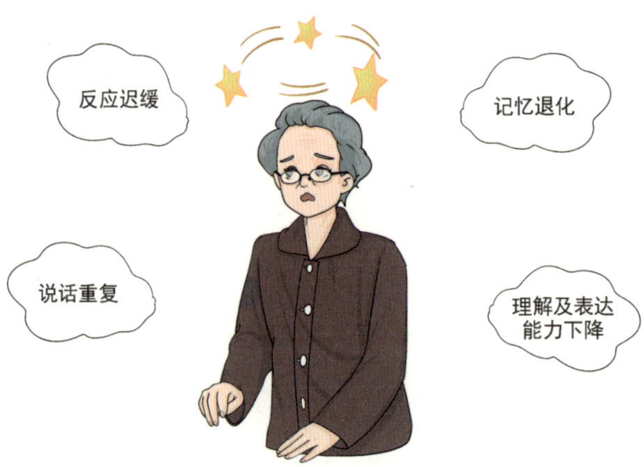

近，否则不能听到电话声或门铃声；⑩感到头颅里有声音，如嗡嗡声或铃声（耳鸣）。如果有以上情况，很有可能是听力有所下降，这时要及时去医院就诊。

健康术语

听力保健　主要是指用各种科学的方法保护听力不受损害，或者已有听力损失的情况下，保护听力免于进一步下降。听力保健除了各种预防措施之外，还包括基础保健知识的学习、自我听力的监测。

（刘旭晖）

16. 得了白内障，药物治疗有效吗

白内障是目前世界上主要的致盲性眼病之一，是由于各种原因，如老化、遗传、局部营养障碍、外伤、中毒等，导致晶状体混浊。得了白内障，光线不能透过混浊的晶状体顺利地投射到视网膜上，患者会感到视物模糊，看东西不清晰，以及色觉障碍和眩光。

到目前为止，尚没有一种经过试验及临床证实有确切疗效的药物。早期白内障尚不需要手术治疗，适当应用药物，可能起

到减缓白内障发展的作用，如局部使用谷胱甘肽滴眼液、吡诺克辛滴眼液及口服维生素 C、维生素 E 等，可在专业医生的指导下使用。

专家说

得了白内障的预警信号　视力缓慢下降，眼前像蒙了一层纱；在室内视物还比较清晰，在室外或者强光下视力明显下降；以前的老花度数下降，或者以前不近视，最近出现近视。

手术效果怎么样　目前治疗白内障的手术方式主要是超声乳化白内障吸除术，该手术方式具有切口小、可植入折叠式人工晶状体、术后散光少、手术时间短、视力恢复快等优点。

如果患者角膜及眼底等部位无其他特殊疾病，通过联合人工晶状体植入术，就像将照相机混浊的镜头换成一个全新的镜头，患者通常可恢复较好的视力。

健康术语

超声乳化白内障吸除术　是使用超声乳化仪，通过 3.0mm（或更小）大小的手术切口，应用超声能量将混浊的晶状体核乳化后连同晶状体皮质一起吸出，保留晶状体囊的一种手术方式。

（王军明）

17. 如何应对慢性便秘

随着年龄的增长，身体的各项功能逐渐下降，肌肉的运动能力也逐渐下降，这个过程不仅表现在骨骼肌的运动方面，平滑肌的蠕动也会减缓，这是引发慢性便秘的重要机制之一。此外，内脏细胞日渐缺水，这也加重了便秘。那么，应该如何改善慢性便秘呢？

专家说

慢性便秘是由多种原因引起的，包括不良饮食习惯、缺乏运动、药物不良反应、不良生活方式等，因此，应对慢性便秘需要综合管理。

调整饮食结构　日常多进食富含膳食纤维的食物，包括水果、蔬菜、全谷类和豆类等，促进肠道蠕动；同时确保足够的水分摄入，有助于软化大便，使其更容易通过肠道；避免摄入可能加重便秘的食物，包括高脂肪、低膳食纤维、高糖分的食物。

养成良好的排便习惯　日常培养规律的排便习惯，每天尽量在同一时间尝试排便，帮助训练肠道排便功能；每次感到有排便冲动时，要及时去卫生间；日常适度运动，如散步、游泳或伸展运动，通过促进肠道蠕动，增加腹肌的排便力量，协助获得顺畅的排便过程，缓解便秘。

服药调整　应尽量减少服用可能导致便秘的药物。通过以老年科医生为中心的多学科团队，商讨可以更换或调整的便秘风险药物。必要时可以使用一些药物辅助治疗慢性便秘。

（王宇虹）

18. 应该如何处理睡眠时双下肢出现的蚂蚁爬或虫子咬的感觉

有些人在睡眠时双下肢会出现不舒服的感觉，患者通常描述为肢体内的蚁爬感、虫咬感、蠕动感、牵拉感、抽动感、疼痛感、瘙痒感或触电感，这些异常感觉让我们的睡眠质量大打折扣，常需要半夜三更爬起来在房间里走来走去以些许缓解双下肢的不适，这种情况在临床上称为不宁腿综合征。睡眠中出现的这些异常感觉究竟应该如何处理呢？

专家说

在睡眠时出现双下肢蚂蚁爬或虫子咬的异常感觉，其原因非常复杂，比较常见的包括神经系统问题、循环系统问题或其他慢性疾病。如果这种异常感觉偶尔发生，可能与睡姿不当、神经受压或其他短暂因素有关；如果这种异常感觉持续存在或频繁发生，则需要及时就诊。如果存在双下肢感觉异常，可以针对发生机制的常见程度，依次试用以下方式处理。

调整睡姿、改善环境　睡眠时长时间保持一个姿势，可能导致双下肢感觉异常，频繁改变和调整姿势，在床上伸展和积极活动双下肢，可能些许缓解这种异常感觉。此外，应确保床垫和枕头的舒适，保持环境温度适宜。

改善双腿微循环和微神经健康水平　应在白天进行科学运动，改善双下肢微循环和微神经健康水平；晚上规律作息，按时睡觉和起床，建立良好的睡眠习惯；睡前避免吸烟、饮酒和进食刺激性食物。不发作时，睡前可用温水浴足；发作时可试用冷敷或热敷（注意温度，避免冻伤和烫伤）；平时可以通过瑜伽、冥想或者深呼吸的方式改善焦虑，帮助改善睡梦中双下肢感觉异常。

及时就诊评估和药物治疗　对于严重的睡眠中双下肢感觉异常，需要及时就医，积极进行原发病的对因治疗。一些药物可能发挥对症治疗的效果。由于有些人存在多病共存和多重用药的问题，在用药前一定要先进行全面评估，权衡利弊。

健康术语

不宁腿综合征　是一种影响睡眠的神经系统感觉运动障碍，患者由于双腿不适感而导致无法控制的腿部运动冲动，这种感觉运动异常通常会在晚上或夜间睡眠中发病，活动可以暂时缓解发病。不宁腿综合征是一个比较常见的临床综合征，通常会随着年龄的增长而加重，由于干扰睡眠，影响了日常活动和生活质量，需要引起患者和临床医生的高度重视。

（王宇虹）

19. 引发慢性疼痛的常见原因有哪些

随着年龄的增长，疼痛变得非常常见，而且无论是何种部位的疼痛，均易于转为慢性。为什么会出现慢性疼痛？这些疼痛是什么情况或者疾病导致的？

专家说

引起慢性疼痛的病因很多，其中比较常见的有以下几种。

创伤、损伤和骨骼肌肉慢性疾病　外伤、手术、骨折、软组织损伤等可导致慢性疼痛。骨关节疾病、骨质疏松症、肌肉损伤、肌无力等也常引起骨骼、关节、软组织的慢性疼痛。衰老导致关节、肌肉和神经系统退行性改变，表现为一系列慢性疼痛。

神经系统疾病和头痛　很多中枢和外周神经系统疾病，如坐骨神经痛、帕金森病、多发性硬化症，可引起慢性神经痛。糖尿病性神经病变、带状疱疹后遗神经痛等神经系统问题也可导致慢性神经痛。偏头痛、丛集性头痛等可呈现慢性头痛表现。

慢性炎症性疾病和自身免疫性疾病　很多慢性炎症性疾病以及自身免疫性疾病，包括风湿性关节炎、类风湿关节炎、红斑狼疮等，可导致关节和肌肉的慢性疼痛。

其他慢性疾病　慢性腹痛可能与内脏器官的疾病，如慢性胃炎、肠易激综合征相关。部分慢性代谢性疾病，如糖尿病、甲状腺疾病，也可能导致神经损伤和慢性疼痛。

癌痛　某些癌症及其治疗可能导致慢性疼痛，如肿瘤压迫神经导致的疼痛、放疗后疼痛等。

精神疾病　慢性精神疾病，如抑郁症、焦虑症，可能与慢性疼痛有关。

（王宇虹）

20. 生理性健忘与轻度认知功能障碍有哪些区别

随着生活水平的提高，人们越来越长寿，我们可能发现自己的记忆力不如年轻时好，有时会忘记一些小事，这是一种正常的衰老现象。但有些记忆问题可能是轻度认知功能障碍，而不仅是生理性健忘。那么，应该如何区分生理性健忘和轻度认知功能障碍呢？

专家说

记忆是指信息在脑内储存和提取的过程。随着年龄的增长，记忆力会逐步衰退，从记忆衰退曲线来看，50 岁以后开始下降，但变化并不大，70 岁以后会有所加快。如果出现忘事，应该及时准确区分是生理性健忘还是轻度认知功能障碍，并采取积极措施。

生理性健忘　随着年龄的增长，人通常会出现轻微的遗忘现象，这是一种正常现象。主要由于我们注意力分散、不能调整记忆策略以及记忆提取异常所致，表现为记忆的暂时性遗忘，如一时间想不起来某人的名字或物品的放置位置，但通过适当提示可以很快再次回忆起来。生理性健忘的特点是程度轻、发展慢，对时间、地点、人物关系和周围环境等的认知能力正常，不会对日常生活造成影响，到医院进行认知检查，结果通常是正常的。

轻度认知功能障碍 是指记忆力或其他认知功能进行性减退，存在一个或多个认知功能损害的客观证据，到医院进行认知检查时结果异常，可以看到记忆、计算和判断力等一个或多个方面的损害。出现轻度认知功能障碍的人可以保持独立的日常生活能力，复杂的工具使用能力可能受到轻微损害，但尚未达到痴呆的诊断标准。与生理性健忘不同，轻度认知功能障碍的症状更为显著，甚至有可能发展为更严重的认知功能障碍，也就是大家熟知的痴呆。

二者的区别 区分生理性健忘和轻度认知功能障碍的关键在于症状的严重程度和对生活的影响。生理性健忘是正常的衰退、轻微的遗忘，通常不妨碍正常生活；轻度认知功能障碍则表现为较为明显的认知功能下降，专业医生的评估和诊断是明确个体状态的有效途径。

需要注意的是，记忆力下降或认知功能障碍可能由很多病理性因素引起，如神经系统变性（如阿尔茨海默病、脑血管病变、脑炎）、颅内占位性病变、代谢或内分泌因素（如维生素 B_1 缺乏、甲状腺功能减退），出现症状后建议及时到医院就诊。

（江文静）

第四章

合理用药与药物安全

1. 应该如何合理补充营养素

合理补充营养素的前提是对营养状况的正确评价，对营养素知识的全面掌握，对我们咀嚼、消化、吸收能力的分析判断，在此基础上才能科学合理地补充营养素。

人体内各种营养素之间是相互联系、相互配合、相互制约的。补充营养素应整体考虑、综合分析，补充过程中要及时观察、适时调整。有些营养素补充过量会出现不良反应，一定要适度。

专家说

合理补充营养素应注意以下几点。

正确判断 应由专业医生或营养师，通过体格检查、体成分测定、血生化、大小便常规等检查综合判断得出营养素缺乏的诊断。根据营养素缺乏的类型与轻重，制订合理的营养素补充方案。

专业指导 补充营养素离不开专业人员的指导，尤其是患有某些疾病的人。例如，肝硬化患者，其体内维生素 A、维生素 B_6、维生素 B_{12}、维生素 K、叶酸等的贮存、利用发生障碍，影响机体凝血功能，就需要在医生的指导下合理补充相关营养素或凝血因子，改善凝血功能，防止出现严重并发症。

食补与营养素补充剂相结合 发现营养素缺乏，先考虑用饮食方式予以补充；如摄入困难或效果不佳，可考虑用营养素补充剂。例如，出现低蛋白血症时，医生会先指导患者多摄入富含优质蛋白的食物，如鸡蛋、牛奶、鱼虾、瘦肉等，通常效果很好；如效果欠佳，可服用含乳清蛋白的蛋白粉，优点是吸收好、作用快，缺点是口味单一、缺少进食愉悦感。

主动学习　大家应学习一些营养素相关知识，了解营养素在食物中的分布与含量，合理选择食物，均衡摄取各种营养素，预防营养素缺乏。

（杨子艳）

2. 应该如何选择营养素补充剂

顾名思义，营养素补充剂是用来弥补人体营养素缺乏的，缺乏的原因可能是摄入不足，吸收、利用障碍或人体需要量增加。营养素补充剂不是普通食品，不宜自行选择，建议在医生或营养师等专业人员全面评估后进行补充。

专家说

哪些情况需要补充营养素　多种情况需要补充营养素。有时单纯是因为年龄太大，摄入、吸收、利用等功能老化，此时推荐用全营养素配方制剂，其营养素全面、均衡，好消化、易吸收，服用简便。有时是某些慢性疾病导致的，如慢性肝病、肾病、胃病等，都会影响某些营养素的消化、吸收和利用，造成营养素缺乏。有时是因长期服用某些药物，如抗酸药、轻泻药、利尿剂等，干扰营养素的吸收、利用。有时是在肿瘤放疗、化疗或某些大手术后，出现营养素缺乏或需要量增加。上述情况都应在专业人员的分析研判后，根据营养素缺乏的种类和程度予以适当补充。

补充营养素要注意方法　选择营养素补充剂，还应注意营养素之间的关系和比例。有些营养素之间互相影响，比如补钙时要钙、磷比例适当，还要有维生素 D 等促进钙吸收的因子，这样才有利于钙的吸收、利用。补充营养素不是越多越好，需要有个度，过多会发生不良反应。

使用营养素补充剂要有专业指导　营养素补充剂的选择与规范使用应引起大家的重视，也应受到国家相关部门的严格审批与监管。目前，营养素补充剂兼具药品、保健品、食品的相关属性，有的是药品，如复合维生素 B、碳酸钙维生素 D_3 片；有的是保健品，如深海鱼油；有的是食品，如蛋白粉、膳食纤维。鉴于我们靠自己的知识很难判断是否缺乏营养素，更难以正确选择合适的营养素补充剂，所以应去医疗机构进行检查、评价，最后由专业医生或营养师选择合适的营养素补充剂。在服用过程中，还应定期复查评估，分析疗效，适时调整。

（杨子艳）

3. 多种药物联用时需要注意哪些问题

随着我国慢性疾病发病率逐年增高，患者患有多种疾病的现象越来越普遍，导致人们常需要联合使用多种药物。药物联用是指同时或相继使用两种或两种以上的药物来治疗疾病或症状。尽管联合用药可能增加治疗效果，但也增加了药物使用风险。

专家说

多种药物联用可能增加不良事件的风险，药物联用时需要特别注意以下几个方面。

避免相同成分药物的重复使用 例如，很多复方感冒药中（如维 C 银翘片、酚麻美敏片）含有对乙酰氨基酚，如果患者不慎联合使用，会导致对乙酰氨基酚剂量累加，超过每日安全剂量时有可能引起严重肝损伤。

咨询医生或药师药物之间是否存在相互作用 一些药物联用会相互影响彼此的吸收、分布、代谢和排泄，影响药效。某些药物可能增强另一种药物的效果，导致药物浓度过高，增加发生不良反应的风险。还有部分药物可能减弱另一种药物的效用，影响治疗效果。因此，联合用药前需要医生或药师评估药物之间的相互作用，并根据需要调整剂量或选择其他治疗方案。

避免药物的不良反应叠加 如果两种药物具有相似的

作用机制，联合使用虽然增加了效果，但同时发生不良反应的风险也会增加。比如很多助眠药会导致跌倒，多种助眠药联用时，会进一步增加患者跌倒的风险，从而发生骨折等严重不良事件。因此，需要仔细评估药物作用机制的相似性，并根据需要调整治疗方案，以减少不良反应的发生风险。另外，还需要避免有相似不良反应药物的联合使用。

所以，药物需要联用时应避免重复使用，注意药物的相互作用，密切监测治疗效果和不良反应。只有在充分考虑这些因素的情况下，才能确保联合用药的安全有效。

（赵荣生 董淑杰）

4. 所有药都能掰开服用吗

日常生活中，很多人服药时由于吞咽困难等原因，会将药片掰开或研碎服用，甚至将胶囊打开服用其中的药物粉末。所有药都能掰开服用吗？俗话说得好，“一把钥匙开一把锁”，正确吃药很重要，不同情况应该不同对待。市面上的口服药剂型如此之多，什么情况下可以掰开或研碎服用，什么情况下又不可以呢？

专家说

不同药品的颜色、大小、“外衣”材质往往不同，有些药片的“外衣”具有特殊作用，因此并非所有的药都能掰开或研碎服用。

包衣片　这类药物是不能轻易压碎口服的。包衣片包括糖衣片、薄膜衣片和肠溶衣片，这类药物若掰开服用，会影响口感，同时增加药物对口腔、胃黏膜等的刺激，增加不良反应，有时甚至影响药物疗效。例如多酶片的上层是糖衣片，外层是淀粉酶和胃蛋白酶，可以在胃里帮助消化；胰酶在内层，需要到小肠发挥作用，若研碎后服用可能让胰酶残留在口腔，破坏口腔黏膜，严重者可致口腔溃疡。再如阿司匹林肠溶片，其表面有一层“肠溶衣”，可以保护内容药物在进入胃部的酸性环境时不发生崩解，而在肠液这种偏碱性的液体环境中再起效，同时能够防止内容药物对胃黏膜产生刺激性。若将阿司匹林肠溶片掰开服用，其表面的“肠溶衣”就失去了对胃黏膜的保护作用。

缓释片或控释片　这类药物的“外衣”较肠溶片厚，这层“厚外衣”可以长时间防止外部液体环境中的水分浸润内容药物；即使水分子透过这层“外衣”进入内部，也仅会使内容药物和药用辅料慢慢膨胀，并通过孔隙释放到外部，从而达到使药物分子慢慢崩解、释放的目的。例如盐酸二甲双胍缓释片，可以让药物在12小时内慢速释放，延长药效维持时间，降糖效果较平稳；若将药片掰开，内容药物快速释放，将会导致短时间内药物作用过强且持续时间缩短，甚至可能因为较高的药物浓度而出现不良反应。但也有例外，如某些厂家生产的美托洛尔缓释片采用多单元微囊设计，每个微囊均为独立的恒速释放单元，这样的缓释片或者控释片是可以掰开的，但不可研磨或咀嚼。

分散片　是指在水中迅速崩解并均匀分散的片剂，通常是用温水送服或溶于温水中服用，以免药物粘在口腔或者食管上导致吞咽困难。常用的有布洛芬分散片、阿莫西林-克拉维酸钾分散片等，可以直接用水吞服或放入适量水中搅拌至混悬状态后服用，非常适合儿童或吞咽困难的老年患者服用。

胶囊　这类药物通常不能打开服用。胶囊更便于服用，且有掩盖内容药物气味、提高药物稳定性以及药效等作用。如有一种奥美拉唑肠溶胶囊在其药品说明书中明确指出不可咀嚼或压碎，可整粒吞服或于水中分散后于30分钟内服用。再如胰酶肠溶胶囊中含有胰蛋白酶、胰淀粉酶及胰脂肪酶的混合物，在中性或弱碱性条件下活性较强，故不可掰开或嚼破后服用，应在餐前半小时整粒吞服。

健康加油站

判断药片是否可以掰开服用的方法

了解药品服用方法最可靠的途径是详细阅读药品说明书，说明书“用法用量”或“注意事项”部分往往会注明缓释片、控释片、肠溶片等剂型不能掰开服用，应该遵从说明书的指导用药。此外，部分药片表面刻有横线，这多是为了方便掰开药物而设计的，说明该药可以掰开。

温馨提示：若不了解药品是否可以掰开服用，请咨询医生或药师。

（李倩倩　纪立伟）

5. 抗菌药级别越高越好吗

和其他药物一样，抗菌药也有很多种类，如青霉素类、头孢类、喹诺酮类、大环内酯类、四环素类等。每一类别又有各自的分级，如头孢类就有一代到五代的区别，喹诺酮类有一代到四代的区别。

专家说

是不是抗菌药的级别越高，效果就越好呢？或者说越新、越贵的抗菌药就越高级呢？其实，没有“高级”这一说法，每一类、每一代抗菌药都有着它们各自的优势。以左氧氟沙星和莫西沙星举例，对于泌尿系统感染，由于左氧氟沙星 90% 以上通过泌尿道排泄，所以在尿液中的浓度很高，从而很好地发挥了治疗泌尿道感染的作用，而莫西沙星因很少经泌尿道排泄而不能用于泌尿道感染。又比如阿奇霉素能够治疗肺部一般细菌（如肺炎链球菌、支原体）感染，但对于肠道感染作用较差，需要换用其他药物治疗。

随着细菌耐药率的升高，目前很多抗菌药在耐药菌面前常常束手无策，即使价格很贵、抗菌谱很广的抗菌药治疗效果也并不理想，反而是一些价格便宜的抗菌药却有着很好的敏感性和治疗作用。

所以说，抗菌药没有“高级”“低级”一说，而是看它对某一类感染、某种致病菌是否适用和有效。

健康加油站

抗菌药经医生诊断并开具处方后才可以服用，一般情况下请勿自行用药。感染情况往往比较复杂，感染部位不同，感染的致病菌也有很大差别，如果自行用药可能导致治疗无效而延误病情，甚至危及生命。

由于过度使用，细菌对抗菌药的耐药性明显提高，往往意味着常规抗菌药治疗无效，需要换药或者联合其他药物治疗。所以，请不要随意服用抗菌药，只有这样才能维持这类药物对细菌的敏感性，在未来发生感染时有药可用。

（周素琴）

6. 抗高血压药应该什么时候吃

每个人的血压在24小时内是不断波动变化的，大多数高血压患者的血压呈现“两峰加一谷”的特征，即杓型高血压；还有一部分高血压患者夜间血压反而升高，或者昼夜血压变化不大，即反杓型、非杓型高血压。抗高血压药的服药时间与患者血压变化情况及抗高血压药的药效维持时间都有关系，什么时候吃抗高血压药不能一概而论。

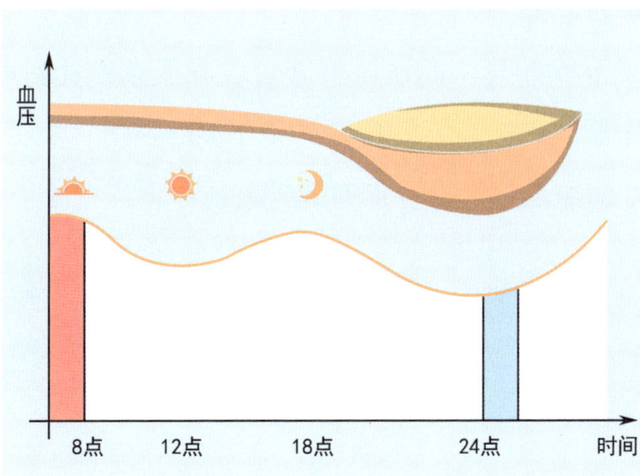

专家说

构型高血压　大部分高血压（即杓型高血压）患者的服药时间在早晨起床后。如果服用的是长效抗高血压药（每天服用1次），建议在早晨起床后空腹服药。中效抗高血压药（每天服用2次）建议在7：00和16：00左右服用。短效抗高血压药的服药要求则更加严格，需要遵医嘱服用。

反杓型高血压　这类患者需要调整服药时间，在血压接近峰值前 1~2 小时服药，使药物的血浆峰浓度与血压的峰值基本同步或重叠，可以更好地控制血压。具体的服药时间需要看血压的高峰在哪个时间段，这样才能在最适合的时间服药。

非杓型高血压　这类患者需要在夜晚睡前服用长效抗高血压药，以维持药物的血浆峰浓度与睡眠时出现的血压峰值基本同步或重叠。

由于个体差异，高血压患者可以在服药前先进行 24 小时的血压监测，详细了解自己的血压高峰情况，然后在高峰前 1~2 小时服药，这样才能有效控制血压。

（边　原　韩丽珠）

7. 应该如何保存胰岛素

胰岛素是治疗糖尿病的重要药物，用于控制血糖水平。然而，胰岛素是蛋白质产品，容易受环境条件影响而失去活性，从而影响药物疗效。因此，正确保存对其疗效的发挥至关重要。

专家说

胰岛素的活性受到温度、光线和湿度等因素的影响。正确保存胰岛素可以确保患者得到稳定的治疗效果，避免血糖波动和并发症的发生。

未开封胰岛素存放于冰箱中　未开封的胰岛素应该存放在 2~8℃的冰箱中，但不可以放置在冷冻室内，在这个温度范围内，胰岛素可以保持稳定的活性。

避免阳光直射：可以选择将其存放在冰箱的保护盒中。

避免振荡和震动：尽量避免剧烈振荡和震动未开封的胰岛素，以免影响药物的稳定性。

注意有效期：药品上标有生产日期和有效期，应在有效期内使用。过期的胰岛素可能失去活性，影响药效及安全性。

已开封胰岛素存放于室温下　室温条件指 30℃以下。

避免阳光直射：将已开封的胰岛素放置在阴凉处，储存时盖好笔帽，避光保存。

避免振荡和震动：避免剧烈振荡和震动胰岛素，以免影响药物的稳定性。

使用后取下针头：每次注射后，应将针头取下，可以防止针头阻塞、污染、溶液泄漏等情况的发生。

随身携带：外出时，胰岛素应装入随身携带的包中，最好放入随身携带的保温箱中，不可将胰岛素托运或置于汽车尾箱中。

注意使用期限：启封后的胰岛素可在室温下保存

28~30 天（具体天数可参见药品说明书）。超过使用期限后，胰岛素的活性可能降低，影响药物效果。超过期限后不可再用。

总之，正确保存胰岛素对于糖尿病患者来说至关重要。无论是已开封还是未开封的胰岛素，都应该存放在适当的温度范围内，避免暴露在阳光直射的环境中，并注意使用期限和有效期。如果出现药液颜色改变、沉淀等异常情况，应立即终止使用。

（邱　峰　周　密）

8. 应该如何使用激素类药膏

激素类药膏作为治疗皮肤病的重要药物，在缓解皮肤症状的同时，存在一定的危险性。因此，正确使用激素类药膏非常重要。

专家说

与口服激素相比，外用激素的不良反应要小得多，但也不容小觑。使用激素类药膏时，应当谨遵医嘱，按照正确的方法和注意事项使用，注意观察药效和不良反应。正确使用激素类药膏，要注意以下几点。

选择合适的激素类药膏　按照作用强度可将激素类药膏分为四类，即弱效、中效、强效和超强效。皮肤病的种类和皮损的性质是选择外用激素类药膏的首要考量因素。一般角化、苔藓化或肥厚的皮损以及盘状红斑狼疮、白癜风、斑秃、大疱性类天疱疮等疾病的皮损首选强效激素；轻度的红斑、微小丘疹或脱屑性皮损，身体柔嫩部位的皮损首选弱效激素；其他皮炎、屈侧银屑病及红皮病可选择中效激素。对于体弱者、婴幼儿及较大面积使用者，首选软性激素，包括糠酸莫米松及丙酸氟替卡松。面部、颈部、腋窝、腹股沟、大腿内侧、会阴部等皮肤柔嫩部位，尽量不使用强效激素。

用法用量　一般每天 1~2 次。成人具体用量可以参照指尖单位（FTU）。1FTU 的药量约为 0.5g，可以均匀涂抹 2 个手掌大小的面积，可以据此推算相应皮损的用药量。

疗程　皮炎湿疹类多在 1~2 周内控制症状。如果使用 2 周后疗效不佳，应去医院复诊。

涂抹部位　一般只涂抹在患处的局部皮肤上。不要在未发生皮肤病的部位使用，也不要涂抹在口腔、鼻腔、眼部或耳内。

健康术语

软性激素　是指全身吸收很少或者在皮肤内被吸收后能迅速被分解代谢为无活性降解产物，而局部却保留高度活性，全身不良反应大为减少，治疗指数高的激素类药物。

（王家伟　徐姗姗）

9. 如何正确储存药品

储存药品需要“因药而异”。首先，看药品说明书上标明的储存方法，有些药品适合储存在阴凉干燥的地方，需要找个避光又通风的位置存放；有些药品容易挥发，那就需要把它们密封起来，别让它们“悄悄溜走”。

另外，别忘了给药品“定期体检”。定期检查药品的有效期，一旦发现过期药品，就得毫不留情地处理掉。药品应该妥善保存，储存药品的地方一定要安全，可以锁起来或放在高处，避免误服。

专家说

药品说明书上常写有“阴凉干燥处保存”“避光保存”或“冷藏保存”等。药品的干燥保存是确保其质量和有效性的重要环节。对于需要干燥保存的药品，首先，要确保药品存放在阴凉、干燥、通风的地方，远离潮湿环境。潮湿的环境可能导致药品受潮、发霉或变质，进而影响疗效；其次，要避免阳光直射，阳光中的紫外线可能对某些药品产生不良影响，导致药品降解或失效。因此，建议使用不透光的容器或袋子存放药品，并将其放置在阳光不能直射的地方。此外，对于某些特殊类型的药品，如吸湿性强或易挥发的药品，需要采取额外的措施保持其干燥。例如，使用密封性良好的容器储存，并在容器内放置干燥剂以吸收可能存在的水分。

不同种类的药品有各自的储存温度要求，因此需要特别注意。为了确保药品在适当的温度下保持其质量和疗效，某些药品需要冷藏保存。对于需要冷藏的药品，其理想的储存温度通常为2~8℃。这类药品主要为生物制剂，如人血清白蛋白、免疫球蛋白、各类疫苗、胰岛素等，以及一些特定的抗生素和活菌制剂。在放入冰箱前，务必查看药品说明书上的储存要求，确保该药品适合冷藏。在冷藏药品时，应避免将药品直接放入冷冻室，因为过低的温度可能导致药品冷冻而失效。同时，药品也不应靠近冰箱壁，以防温度过低。为保持药品所处环境的温度稳定，可以使用便携式保温箱或冷藏袋，并加入适量的冰袋。但请注意，冰袋不应直接与药品接触，以防药品受潮。

同时，定期检查药品的储存情况。如果发现药品有受潮、变色、发霉或外观发生变化等迹象，应及时妥善处理，避免使用有可能变质的药品。

（赵荣生 周鹏翔）

10. 家庭小药箱应该常备哪些药物

家庭小药箱是家庭的必备物品，小药箱的合理配备可以保护家人的健康。我们应做好家庭小药箱的日常储备，以备不时之需。

专家说

家庭小药箱通常需要准备以下药物。

感冒药 感冒药必不可少，主要是为了缓解感冒带来的鼻塞、咳嗽等不适症状。

镇痛药 面对轻、中度头痛、牙痛、关节痛、肌肉骨骼痛、腰痛、痛经等，可以选用镇痛药来缓解症状。

消化系统用药 腹泻、便秘和消化不良等症状时而出现，家中可常备消化系统用药。腹泻就是俗话说的“拉肚子”；便秘的常见症状包括排便次数减少、大便干结、排便困难等；

常见的消化不良症状包括上腹痛、早饱、腹胀、嗳气。

抗过敏药　对于过敏体质的人来说，家中常备抗过敏药是非常重要的。日常生活中的化妆品、花粉、尘螨、食物、蚊虫叮咬等都可能引起皮肤过敏。常见的过敏症状包括皮疹、皮肤瘙痒、鼻塞、流涕、打喷嚏、眼痒等，严重者甚至可能发生喉头水肿、过敏性休克等情况。

晕车药　对于晕车的人来说，乘坐交通工具可能出现头晕、恶心、呕吐、上腹部不适、面色苍白、出冷汗等症状，晕车药可缓解上述症状。

外用药　日常生活中难免磕磕碰碰、跌打损伤，轻微时可能出现局部不适、皮下瘀青、疼痛，严重时则可能导致皮肤破溃和出血等。对于擦伤、碰伤、烫伤、划伤、蚊虫咬伤等伤口的处理，可用家中常备的外用药进行快速应急处理。

急救药　主要针对患有特定疾病的人群，如冠心病、哮喘等患者，家中有上述疾病患者，应常备急救药。

非药品类　家庭小药箱还应存放非药物类必备物品，包括急救手册、家用医疗器械和耗材类医疗器械。

健康加油站

家庭小药箱以非处方药为主，请仔细阅读药品说明书，按照说明书用药。如有处方药，请在医生或药师的指导下使用。下面的必备清单可作为参考。

药品类别	药品名称	
感冒药	对乙酰氨基酚、酚麻美敏等	
镇痛药	对乙酰氨基酚、布洛芬、双氯芬酸钠	
消化系统用药	止泻药	蒙脱石散、盐酸小檗碱、口服补液盐
	通便药	开塞露、乳果糖、聚乙二醇 4000
	助消化药	乳酶生、多潘立酮、健胃消食片
	抑酸药	铝碳酸镁咀嚼片
抗过敏药	氯雷他定、西替利嗪	
晕车药	茶苯海明、苯海拉明、东莨菪碱贴剂	
外用药	跌打损伤	云南白药喷雾
	皮肤用药	碘伏、莫匹罗星软膏、红霉素软膏、酮康唑乳膏
	蚊虫叮咬	炉甘石洗剂、清凉油、风油精
	眼部用药	红霉素眼膏、玻璃酸钠滴眼液
	烫伤药	烫伤膏
急救药	冠心病	硝酸甘油、速效救心丸
	哮喘	沙丁胺醇气雾剂
其他	急救手册	
	家用医疗器械	血压计、血糖仪等
	耗材类医疗器械	医用纱布、医用胶布、绷带、医用棉签、体温计、圆头小剪刀、碘伏棉签 / 棉球、酒精棉片 / 棉球、创可贴等

注：每类药物任选一种即可。

（董淑杰　闫盈盈）

第五章

中医养生与传统智慧

1. 为什么中医讲究四时养生

古人观天象，以“岁”记录一个时间周期，又根据气象、物象的不同，将一岁一分为四。春、夏、秋、冬，四时寒热温凉，各有所主，分属掌管着万物的生、长、收、藏。那么四时所主真的会对人体的健康产生影响吗？中医为什么讲究四时养生？

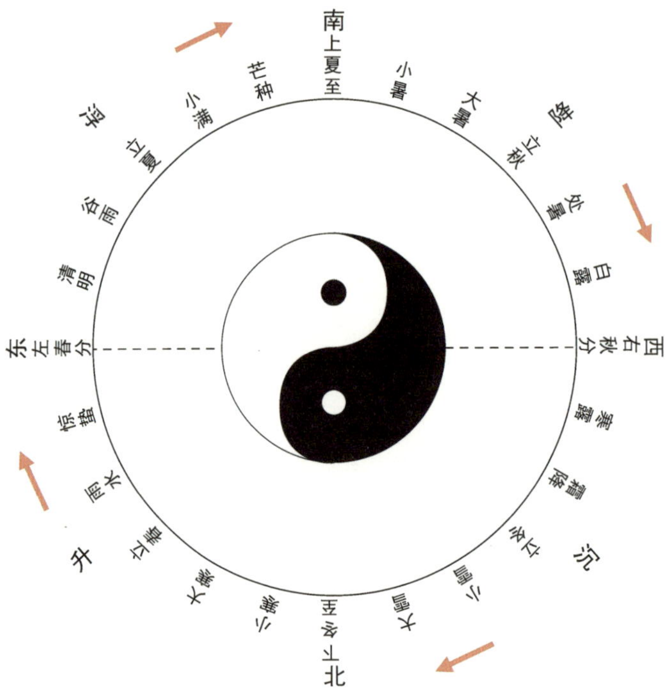

专家说

中医学始终遵循天人合一、天人相应的整体观。人居气交之中，与天地一体，春、夏、秋、冬，不同的季节气候变换必然会对人体的生理、病理状态产生不同影响。顺应天地的变化规律，与天地同频，从起居、运动、饮食和情志等方面主动调整，则更易收获健康。

《黄帝内经灵枢·本神》中说："智者之养生也，必顺四时而适寒暑……如是则辟邪不至，长生久视。"智者养生能够达到"长生久视"的境界，其关键在于一个"顺"字，把握四时特点，顺势而为。

春主生长，顺生长之势养生　在起居上入夜即睡，天亮起床。保持心情舒缓，衣着宽松，可在公园中散步。吃些甘味之品，如山药、大枣、红薯，补养脾胃。

夏主长养，顺长养之势养生　在起居上同春季，入夜即睡，天亮就起床，不要赖床。保持心情愉快，乐观积极，多参加社交活动。可跑跑步，适度汗出，不能大汗淋漓。少吃冷饮，可适当吃些西瓜等解暑的应季瓜果。

秋主收敛，顺收敛之势养生　在起居上早睡早起。保持情志安宁，多做和缓运动，如瑜伽、太极拳。多食用秋梨水、百合银耳粥等润燥之品；少食用辛辣刺激之品，保护津液。

冬主闭藏，顺闭藏之势养生　起居上早睡晚起，可等到太阳出来再起床。精神内守，多晒阳光，可在室内练习八段锦、五禽戏等。冬季可适当进补，如食用膏方，同时可食用白萝卜汤等顺气之品。

（于国泳）

2. 如何做到“未病先防、已病防变、病后防复”

“未病先防、已病防变、病后防复”是中医治未病理论描述的三个阶段。“未病”是中国古代对人体健康状态的一种描述，包括无病、病而未发、病而未传三种状态。《淮南子·说山训》记载：“良医者，常治无病之病，故无病。圣人者，常治无患之患，故无患也。”可见“治未病”中的“治”，并非单纯指医疗、治疗，还包含管理、治理、研究等含义，可以引申为防止。中医治未病，是通过平衡阴阳、固护正气、规避邪气、防止传变以达到保持健康的目的。

专家说

“未病先防”的重点是未雨绸缪　是指采取有效措施，在疾病发生前做好预防措施，这个阶段关注的是养生而不是治疗。预防疾病的发生不应只是一味地将病邪“拒之门外”，而是应该通过适合的养生手段，如四季养生、节气养生，扶助正气，避免病邪侵袭，从而达到防病的目的。

“已病防变”着力于尽快阻断病程　疾病发生后，一定要早诊断、早治疗，通过采取有效措施，防止疾病进一步发展、蔓延和恶化。

“病后防复”的重点是防止传变　疾病初愈，或者在疾病稳定期，做好善后调治，巩固疗效，防止原有疾病复发或者继发其他疾病。

同时，还要注意疾病的传变规律，如“夫治未病者，见肝之病，知肝传脾，当先实脾”，防止疾病进一步向其他脏腑传变。“病后防复”的阶段，人体邪气未尽，正气未复，阴阳未平，在这个阶段要做到节饮食、慎起居、勿劳作，做好疾病后期的治疗和调理，防止邪气传变，疾病复发。

（刘　涓）

3. 如何告别“亚健康”

“亚健康”是中医治未病中的“欲病”状态，是人体处于健康和疾病之间的一种状态，表现为一定时间内的活力降低、功能和适应能力减退，但不符合现代医学有关疾病的临床或亚临床诊断标准，检查指标没有异常提示。

专家说

中医学蕴含着阴平阳秘、形神统一、气血调和、天人相应的健康观念，“欲病”就是个体不能达到健康的标准，但是又无法明确诊断为某种疾病的状态。那么，我们该如何告别“亚健康”呢？

以情志因素举例　《黄帝内经素问·举痛论》中黄帝问岐伯："余知百病生于气也。怒则气上，喜则气缓，悲则气消，恐则气下……"岐伯把这些情绪所引起的气机问题逐一举例说明，论证了"百病生于气"的观点。这就提示大家要关注不良情绪对健康造成的影响。科学管理情绪，保持心态平和与情绪稳定，能够让人从心理到身体远离"亚健康"。

以饮食因素举例　《黄帝内经素问·痹论》中提到"饮食自倍，肠胃乃伤"，意思是饮食过量，超过了自身的消化能力，就会伤害脾胃，进而引发疾病。饮食太过，除了影响脾胃功能外，还会影响身体代谢功能，为罹患糖尿病、高血压、高血脂、肥胖甚至肿瘤等疾病埋下隐患。

中医学认为"脾胃乃后天之本"，人体后天是否能够健康皆受脾胃功能的影响和支配。营养均衡，三餐定时、定量，减少刺激性食物和酒精的摄入，选择适合自己体质的食物，更有利于顾护脾胃，改善"亚健康"状态。

做好自我健康管理和自我身心调节，建立良好的生物钟，规律生活，将中医科学养生的思想深入生活的方方面面，就能维持身体的正气和功能平衡，自然就能告别"亚健康"。

健康加油站

中医认为，“欲病”的原因有很多种，如先天禀赋不足，体质不佳；后天感受外邪、饮食不节、劳累过度、情志异常等。“欲病”虽然达不到现代医学制定的疾病诊断标准，但是却存在症状，如乏力、失眠、心烦、出汗、便秘、腹泻等，中医可以通过望、闻、问、切了解人的先天体质，觉察疾病的迹象，并根据症状、体征和整体状态，辨证分析，尽早干预，促进人体回归阴阳平衡、气血充足的状态，防止疾病的发生。

（刘　涓）

4. 为什么中医讲“五谷为养，五果为助，五畜为益，五菜为充”

民以食为天，中华民族在长期的养生实践中积累了丰富的关于饮食的理论和方法。怎样吃才健康，健康的饮食结构有什么特点，想必是许多人关心的话题。

专家说

“五谷为养，五果为助，五畜为益，五菜为充”见于中医经典著作《黄帝内经素问》中的“藏气法时论”。以谷养、果助、畜益、菜充的膳食原则，强调饮食要做到全面均衡、搭配合理，主张人的饮食要以谷类为主食，肉类为副食，蔬菜、水果为辅助。只有这样，才能满足维护健康和延年益寿的需求。《黄帝内经》中的这一饮食养生原则与现代营养学提倡的“平衡膳食宝塔”的思想是一致的。

现代研究认为，人体所需的营养素主要有蛋白质、脂肪、碳水化合物、维生素、矿物质、水和膳食纤维。这七大营养素是维持身体正常生理活动以及能量需求的必需物质。其中谷类食物含有丰富的碳水化合物、蛋白质、单不饱和脂肪酸；肉类食物含有大量的优质蛋白和饱和脂肪酸；蔬菜和水果中含有大量的维生素、矿物质、水和膳食纤维。日常人体所需的营养素摄入过多或不足均会导致营养不良。

中医所讲的谷养、果助、畜益、菜充的膳食原则并没有具体到各类食物的量，但在《中国居民膳食指南（2022）》中有详细的建议，每人每天应吃全谷类和杂豆类 50~150g、薯类 50~150g；动物性食品 120~200g；奶类及奶制品 300~500g；蔬菜 300~ 500g，水果 200~350g；大豆及坚果类 25~35g；油 25~30g，盐控制在 5g 以下。

健康术语

五谷　粳米、小豆、麦、大豆、黄黍。

五畜　牛、羊、豕、犬、鸡。

五果　栗、桃、杏、李、枣。

五菜　葵、藿、薤、葱、韭。

（梁润英）

5. 什么是“发物”

生活中，大家可能听过“发物”这一词汇，发物是中医传统饮食文化的一部分，但“发物”到底是什么呢？生病时真的不宜吃“发物”吗？

专家说

“发物”常被说起，却很少有人探究其准确定义。发物对疾病的发生、发展以及预后转归的影响是客观存在的。“发物”一词首见于明代《普济方》，其有广义和狭义之分。

广义的发物是指健康人正常摄入，或患病服药及病后调理过程中因摄入而诱发某种疾病，或妨碍既有疾病治疗、诱发病情加重，或影响机体康复的一类食物。

狭义的发物是指正常食用无毒，但能诱发某些疾病（如急性变态反应性疾病）的食物。

由于发物的来源、性味不同，患者的体质、所患疾病不同，所在地域、气候不同，进食发物表现出的症状也有很大差别。依其致病特点，广义的发物可分为动火发物、动风发物、助湿发物、积冷发物、动血发物、动气发物、动病发物。此外，特定食物是不是发物，还与炮制有关，如鱼属腥膻之物，但《随息居饮食谱》指出，将鱼晒成鱼干，就可“去其腥膻，增其补益”，所以有“不顺其性为发物，顺其性为补品”的说法；如笋、香菇、葱、姜可能成为发物，

《清宫医案》中有“疹出不畅热病补退”的案例记载，需要透疹时，以笋、菇作为药引。外感风寒所致头身疼痛，可以用生姜、葱须熬粥用以驱散风寒邪气。所以使用得当，发物亦可治病。

健康加油站

不同种类发物的含义及禁忌

动火发物多具辛热燥烈之性，如姜、韭菜、花椒等，凡素体热盛、阴虚火旺者不宜食用。动风发物多具升发、散气、火热之性，如海鲜、鹅肉、牛乳等，凡外感未清、疮疡痧痘、咽痛目赤者忌之。助湿发物多具有黏滞、肥甘涩腻之性，如饴糖、大枣、糯米等，凡湿热蕴结，患有黄疸、淋证、痢疾、带下者忌之。积冷发物多具寒凉润利之性，如西瓜、梨、柿子等，凡素体阳虚、阴寒内盛、泄泻、冷痛、阳虚水肿者不宜食用。动血发物多具活血散血、作用峻烈之性，如辣椒、胡椒、羊肉、烧酒等，各种出血性疾病，如崩中漏下、痔疮、月经过多等病症者不宜食用。动气发物多具滞涩阻气、固硬难化之性，如芡实、莲米、芋头、薯类、各类豆制品及某些瓜果，凡有食积、诸痛、癥瘕包块等实证者忌之。动病发物多具较强刺激性，能引动伏邪，诱发宿疾，包括羊肉、海鲜等，凡曾患过敏性疾病者忌之。

（张　晋）

6. 中药代茶饮如何饮用更有效

随着人们养生保健意识的增强，中药代茶饮因其制作方法简单、服用方便而受到越来越多人的欢迎。那么，代茶饮如何饮用更有效呢？

专家说

中药饮片的处理 过大或较为坚硬的中药饮片需要捣碎，以便药物的有效成分溶出，如天花粉、青果、罗汉果、川贝母。一些花类中药饮片由于质地松脆，通常呈破碎状态，最好装入无纺布袋中，制成袋泡茶，以避免饮用时有碎物吸入造成呛咳。为了易于析出有效成分，一些果实、种子类中药（如酸枣仁、决明子）可事先用机器打碎，装入无纺布袋中。一定要注意不能使用发霉的药物作为饮片。

茶具的选择 应选择带盖的大口径杯子。

冲泡前清洗 代茶饮的中药饮片在沸水冲泡前应迅速过一下水，以去除杂质、灰尘。

代茶饮的制作 以沸水泡中药饮片 10~30 分钟即可，一般情况下，可每日一剂，多次泡服至无味为止。儿童服用代茶饮时，尽量煮一下，从水沸腾起算时间，煎煮 2~3 分钟，可增强杀菌效果，避免出现消化道反应。

代茶饮选用注意事项 在使用代茶饮前需要详细了解使用者的体质、病症，再结合中药性味和当时的气候、时令进行综合考虑，详细辨证之后才能使用，以确保疗效。

例如，出现咽痛，要辨别是实证的咽痛还是虚证的咽痛，两种证型其代茶饮的配方是不同的。最好咨询中医，正确选用代茶饮，以确保疗效。

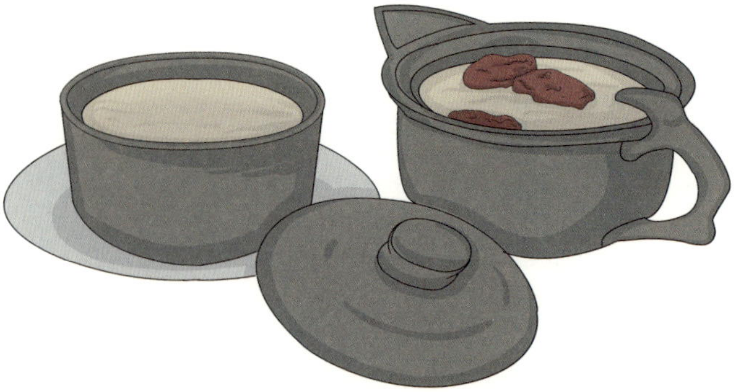

健康术语

代茶饮　即以药代茶，选用数味中草药煎汤或以沸水冲泡，徐徐饮下，补水的同时又兼有治疗作用，能以药物的寒温之性纠正身体的寒温之偏，从而恢复身体的阴阳平衡，强身健体。

（梁润英）

7. 可以长期服用补益药吗

近年来，随着生活水平不断提高，人们越来越重视养生和保健，然而由于缺乏对药物的了解以及受到某些商家夸张甚至失实宣传的影响，导致人们盲目跟风，不合理甚至滥用补益药，产生诸多不良反应。因此，补益药的合理应用显得尤为重要。

专家说

凡能补虚扶弱，纠正人体气血、阴阳虚衰的病理偏向，以治疗虚证为主的药物，称为补益药。补益药具有一定的适应范围，因此要根据人的体质禀赋、气血、阴阳偏盛偏衰进行选择。

如果有气短声低，少气懒言，精神疲惫，体倦乏力，头晕目眩，自汗等症状，劳累后诸症加重，脉虚，舌质淡嫩者，属于气虚证。可服用人参、西洋参、黄芪等具有补气功效的补益药。

如果面色淡白或萎黄，头晕眼花，两目干涩，心悸，多梦，健忘，神疲，手足发麻，眼睑、口唇、舌质、爪甲的颜色淡白，脉细无力者，属于血虚证。可服用当归、熟地黄、阿胶等具有补血功效的补益药。

如果出现怕冷，手脚凉，小便清长或夜尿频繁，大便久泄不止、便内含大量未消化食物，或黎明时腹泻，性欲减退，男性阳痿、早泄，女性宫寒不孕等症状，舌淡胖，苔白滑，脉沉迟无力者，属于阳虚证。可选择鹿茸、肉苁蓉、锁阳等具有补阳功效的补益药。

如果出现形体消瘦，口燥咽干，两颧潮红，五心烦热，潮热，盗汗，小便短黄，大便干结等症状，舌红少津或少苔，脉细数者，属于阴虚证。可选择百合、麦冬、生地黄等具有补阴功效的补益药。

如果没有以上提及的虚证，则不宜使用补益药，即便是适宜服用补益药的人群，待以上症状改善后也应适时停药，不可过量服用，以便机体恢复自身的调节功能。此外，对于外邪未尽或邪实正未虚者，不可单独服用补益药，否则会导致“闭门留寇”。

补益药具有补益气血、平衡阴阳的作用，但并非长生不老药，不能盲目长期服用，需要针对具体情况，在医生的指导下服用。

健康术语

闭门留寇　有病邪在内，若盲目使用补益药或收敛固涩药，就像是关闭大门，留住敌寇一样，使外邪留恋难去，且损伤正气。

（张　林）

8. 生活中如何疏通经络

众所周知，经络通畅对健康十分重要。要想在生活中自行疏通经络，就要了解经络的走行分布，知晓能使经络畅通的方法。

专家说

能疏通经络的自疗方法有很多，在此主要介绍自我按摩法。

头部经络疏通方法　“头者，诸阳之会也”，头部是经脉汇聚之处。疏通头部经络对预防保健、防病治病具有重要作用。双手轻轻按压头部 2 分钟，以五指指尖分别置于督脉（中指）、两侧膀胱经、两侧胆经在发迹上的循行线，沿经络走向向头顶、后枕推按，推至后枕发迹处。重复 10~15 次。

耳部经络疏通方法　①双手在耳屏前上下来回搓摩，重复 15~20 次；②双手握空拳，拇指、示指轻捏，沿耳轮边缘按摩，重复 15~20 次；③双手按揉耳部三角窝、耳甲艇和耳甲腔，每个部位按揉 15~20 次；④双手轻捏双侧耳垂，向下轻轻拉扯，重复 15~20 次。

足部经络疏通方法　热水泡脚后，用右手掌心搓擦左脚脚心处，使掌心的劳宫穴与脚心的涌泉穴得到揉按，有助于手厥阴经与足少阴经气血运行。单侧搓擦 80~100 次后，更换另一侧，再用拇指按揉足背太冲穴 80~100 次。

上肢经络疏通方法　根据手三阴三阳经络循行走向，疏通上肢经络。①左臂向前伸直，掌心向内，右手手掌自左侧肩前部沿左臂内侧推按或拍打至手指处，重复 10~15 次；②右手自左手背沿左臂外侧推按或拍打至肩外侧，重复 10~15 次。

下肢经络疏通方法 足三阳经行于下肢外侧、足三阴经行于下肢内侧。顺应经络循行走向，疏通下肢经络。①双手手掌置于两侧后腰部，沿臀后外侧、腿部外侧推按或敲打至外踝处；②沿足背、内踝、下肢内侧推按或敲打至腹股沟处。以上两个动作均可重复 10~15 次。

健康加油站

经络的走行分布

十二经脉分为手三阳经、足三阳经、手三阴经、足三阴经，其中，手三阴经从胸腔内脏走向手指端，与手三阳经交会；手三阳经，从手指走向头面部，与足三阳经交会；足三阳经，从头面走向足趾端，与足三阴经交会；足三阴经，从足趾走向腹部和胸部，与手三阴经交会。手经交于手，足经交于足，阳经交于头，阴经交于胸腹内脏。另外，任督二脉分别行于腹前与背后，任脉行腹抵胸至颏，督脉循脊达颠下龈。如此，经脉就构成了“阴阳相贯，如环无端”的循环路径。

任督二脉分别行于人体的前后正中线而呈循环状，道家称“小周天”，督脉在后背部可调节全身阳经脉气，故称“阳脉之海”，任脉在胸腹部可调节全身阴经脉气，故称“阴脉之海”。

（杨保林）

9. 如何通过饮食保养五脏

目前，很多人希望通过养生来改善自己的健康状况。中医养生可以从饮食入手，通过饮食保养五脏。如果饮食得当，五脏保养适宜，则精力充沛、气血充盛、神自健旺。

专家说

中医通过五行学说把五脏、五味、五色进行联系，如酸味入肝，苦味入心，甘味入脾，辛味入肺，咸味入肾；五味有助于五脏的生理功能，调和五味，避免五味偏嗜，可起到滋补和治疗的作用。

五色对于五脏有特殊的亲和性，选择不同颜色的食物能保养五脏。肝色青，绿色食物，如菠菜、西蓝花、油菜等，入肝经，有活血润燥的作用；心色赤，红色食物，如樱桃、红枣、番茄、山楂等入心经，可养心血，或活血通络；肺色白，白色食物，如梨、白萝卜、银耳、百合、茭白、淮山药等，有润肺作用；脾色黄，黄色食物，如黄豆、南瓜、粟米、玉米等，可补益脾胃；肾色黑，黑色食物，如黑豆、黑米、黑芝麻、黑木耳等，可以补肾。

中医认为人与自然界是一个有机的整体，自然食物中的五味、五色能直接滋润、供养人体的五脏，我们应该根据自身状况进行调和，起居有常，饮食有节，才能真正达到“骨正筋柔，气血以流，腠理以密”的目的。

健康术语

五脏　是肝、心、脾、肺、肾的合称，形态上属于被精气充满的实体性器官，依靠气血阴阳维持生理功能。五脏分别与形体、官窍、五液、情志等有着特定的联系，构成了以五脏为活动核心的五大系统，不同于西医解剖学中的五个脏器。

（张　晋）

10. 服用中药期间需要注意哪些问题

俗话说："吃药不忌口，坏了大夫手。"中药在服用期间有一定的禁忌，如果不了解，就会较大程度影响药物的吸收，降低疗效，甚至会产生不良反应。因此，想要使中药发挥最佳疗效，就必须了解服用中药期间的注意事项。

专家说

服用时间　一般汤剂每日 1 剂，分 2~3 次服用，每次服用的间隔时间可以在 4~6 小时。

至于饭前服用还是饭后服用，则主要取决于疾病的部位和性质。一般来讲，病在胸膈以上，如眩晕、头痛、目疾、咽痛等疾病，宜饭后服药；病在胸腹以下，如胃、肝、肾等脏腑疾患，则最好于饭前服药。某些对胃肠有刺激性的药物，宜饭后服用；补益药宜空腹服用；治疟药在疟疾发作前两小时服用最佳；安神药可以睡前服用；慢性疾病需要定时服药；急性病或煎汤代茶饮者，可以不定时服用。

饮食禁忌　根据病情的不同，饮食禁忌也有区别。热性病，应忌食辛辣、油腻、煎炸食物，如肝阳上亢所致头晕目眩、烦躁易怒等症，应忌食胡椒、辣椒、大蒜、白酒等辛热助阳之品；寒性病，应忌食生冷食物、冷饮等，如脾胃虚弱者，应忌食生冷油腻、不易消化的食物；胸痹患者应忌食肥肉、动物内脏等；肾病水肿患者应忌食盐和饮水过多；疮疡、皮肤病患者，应忌食鱼、虾、蟹等腥膻发物及辛辣刺激食物。

中国历史上第一部药典——《新修本草》中明确记载：“服药不可多食生胡荽及蒜杂生菜，又不可食诸滑物果实等，又不可多食肥猪、犬肉、油腻、肥羹、鱼脍、腥臊等物。”指出在服药期间，一般应忌食生冷、油腻、腥膻、刺激性食物。

此外，如果本身正服用其他药物，就医时一定要告知医生，避免因同时应用两种具有相同药理作用的药物而可能产生的安全隐患。如患者已经在服用活血化瘀的中药，就不应再同时服用华法林等具有抗凝作用的药物，否则易导致机体出血。

为了充分发挥中药的疗效，使疾病得到有效治疗，大家需要广泛了解服用中药期间的禁忌。

健康加油站

为什么说"病在胸膈以上者，先食后服药"

胸膈以上为上焦心肺所在，饭后服药，食气居于中焦，把药气阻隔在上焦，还能携带药气上输心肺，游溢全身发挥作用。

（张　林）

11. 不同"地黄丸"的功效有何不同

说到"地黄丸"，想必大家都很熟悉，除了常用的六味地黄丸以外，还有麦味地黄丸、知柏地黄丸、杞菊地黄丸、桂附地黄丸、归芍地黄丸、明目地黄丸等，虽然都是"地黄丸"，功效却各有不同。

专家说

六味地黄丸　出自钱乙的《小儿药证直诀》，由熟地黄、山茱萸、山药、泽泻、牡丹皮、茯苓六种中药组成。主要用于治疗肾阴亏虚引起的腰膝酸软、头晕目眩、盗汗遗精、骨蒸潮热、手足心热、消渴、牙齿动摇、足跟作痛、小儿囟门不合，舌红少苔、脉沉细数等症。

麦味地黄丸　是在六味地黄丸的基础上加入麦冬和五味

子两味中药，又被称为八仙长寿丸，可滋补肺肾，适用于肺肾阴虚和肺肾两亏的患者，主要治疗肺肾阴虚引起的干咳、久咳、痰少等症。

知柏地黄丸　是在六味地黄丸的基础上加知母和黄柏两味中药，可滋阴降火，适用于肝肾阴虚、虚火上炎所致的口干、舌红、盗汗、身热、虚火牙痛、耳鸣耳聋、舌质红、脉细数等症。

杞菊地黄丸　是在六味地黄丸的基础上加入枸杞和菊花两味中药，可滋肾、养肝、明目，适用于肝肾两亏体质，除了治疗典型肾阴虚表现外，还可以治疗较长时间、较大剂量使用糖皮质激素常出现的眼睛干涩、视力下降等肝阴虚症状。

桂附地黄丸　是在六味地黄丸的基础上加入肉桂和附子两味中药，可温补肾阳，适用于肾阳虚所致的四肢不温、面色苍白、肢体水肿、痛经、尿频、腰酸等症。

归芍地黄丸　是在六味地黄丸基础上加入当归和白芍两味中药，可滋阴养血、柔肝补肾、清虚热，适用于肝肾阴虚导致的月经不调、盗汗、腹痛、头痛、眩晕等症。

明目地黄丸　是在杞菊地黄丸的基础上加入当归、白芍、蒺藜和石决明。本方养肝明目的作用更强，可以用于眼疾，尤其是肝肾阴虚导致的视物模糊、迎风流泪、眼睛干涩、畏光等症。

各种地黄丸的功效各有侧重，临床上应辨证论治，不可盲目服用。

健康加油站

所有的“肾虚”都需要温补肾阳吗

中医认为，肾为“先天之本”，具有藏精、主水、主生长发育和生殖、主纳气、主骨生髓的生理功能。肾之阴阳、气血、精液亏虚，称为“肾虚”，并非所有的肾虚都是肾阳虚，临床上需要辨证论治，不能盲目温补肾阳。

（张　林）

12. 药食同源的中药材有哪些

所谓“药食同源”，是指食物即药物，两者之间并无绝对的分界，食物和药物一样能够防治疾病。近年来，我国陆续公布的按照传统理念既属于食品又属于中药材的物质（简称“食药物质”）有 100 多种，如山药、大枣、枸杞。

专家说

中医药学中自古就有“药食同源”的理论与应用。《黄帝内经·素问》中记载“自古圣人之作汤液醪醴者，以为备耳，夫上古作汤液，故为而弗服也。中古之世，道德稍衰，邪气时至，服之万全”，即五谷制成的汤液和酒，既可食用或饮用，也可治疗疾病。

药食同源的中药材有丁香、小茴香、山药、山楂、马齿苋、甘草、白果、桂圆、决明子、百合、杏仁、沙棘、牡蛎、花椒、赤小豆、阿胶、大枣、金银花、鱼腥草、生姜、枸杞、胖大海、茯苓、桃仁、桑叶、桑椹、荷叶、莲子、菊花、葛根、黑芝麻、黑胡椒、槐米、槐花、蒲公英、蜂蜜、酸枣仁、橘皮、薄荷、薏苡仁、覆盆子、藿香、党参、西洋参、黄芪等。

注意：建议按照传统方式适量食用，孕妇、哺乳期女性及婴幼儿等特殊人群不推荐食用食药物质。

健康术语

食药物质　按照传统理念既属于食品又属于中药材的物质，指传统上可作为食品，且列入《中华人民共和国药典》的物质。

（赵志刚　文爱东　樊婷婷）

13. 中药和西药是否可以一起服用

中药包括中药材、中药饮片和中成药。目前大众越来越认可中西医结合的治疗模式，患者往往希望通过中药和西药联合使用来获得全方位治疗效果，但是服药时应注意，不可用中药汤剂送服西药或者两者同时服用，服药时间应间隔 1 小时以上。

专家说

中药主要来源于天然植物、动物和矿物，其药效成分复杂，治疗作用多依赖于多种成分的协同作用和整体调节；西药通常由单一成分组成，少部分有复方成分，具有明确的化学成分和作用机制。同时使用中药和西药，为的是取长补短，增强疗效，但是服用方法一定要讲究。

一般来说，大多数中药和西药可以同期服用，但不建议同时服用，尤其不可贪图方便省事，用中药汤剂送服西药。常用的中药和西药均有上千种，目前尚缺乏中药与西药同时服用的经验和证据，如果中药和西药同时服用，可能出现药物相互作用，进而导致药物效果减弱或不良反应增加，甚至可能引发严重不良反应。故建议服用中药和西药时，服药时间应间隔 1 小时以上。

健康术语

中药　以中国传统医药理论指导采集、炮制、制剂，说明作用机制，指导临床应用的药物。

西药　正规名称为化学药品，指现代医学用的药物，一般用化学合成方法制成或从天然产物提制而成，使用现代医学理论体系指导使用。

健康加油站

中药和西药联用的注意事项

避免重复用药　部分中成药含西药成分，同时使用可能造成西药成分过量而导致不良反应的发生；如发热时服用连花清瘟颗粒、金花清感颗粒、宣肺败毒颗粒等药品，因其本身已有退热功效，则不需要额外服用布洛芬或对乙酰氨基酚。

避免降低药效或增加不良反应　某些含碱性成分的中药 / 中成药可能升高胃内 pH 值，导致弱酸性西药（如阿司匹林、头孢菌素）疗效降低；人参因干扰肝药酶，同服华法林可能降低华法林的抗凝作用；甘草具有糖皮质激素样作用，与降糖药联用可能抵消部分降糖疗效；牛黄解毒片的主要成分为石膏，易与四环素结合，形成难以吸收的络合物而降低疗效。

（文爱东　刘美佑）

14. 中药中经常提到的“君臣佐使”是什么

“君臣佐使”是中药方剂配伍的基本原则，是以中国古代政治制度中的君主、臣僚、僚佐和使者间的关系来类比方剂中的药物关系。“君”是主药，主要针对病因或主症；“臣”是辅助和加强主药发挥作用的药物；“佐”是治疗兼症或消除主药不良反应的药物；“使”是直达病所或起调和诸药作用的药物。

专家说

古人认为用药如用人，治病如救国。中医遣方用药离不开君臣佐使。关于君臣佐使，最早记载于《黄帝内经》：“主药之谓君，佐君之谓臣，应臣之谓使。”元代李杲在《脾胃论》中再次申明：“君药分量最多，臣药次之，使药又次之。不可令臣过于君，君臣有序，相与宣摄，则可以御邪除病矣。”中药方剂中的君、臣、佐、使，就像古代的朝廷分工，从药物功效，到药味、药量的搭配，都应做到主次分明，全面兼顾，扬长避短，提高疗效。

健康加油站

中医治疗讲究辨证分型，不仅要考虑病症，还要根据个人体质和病情变化随时调整药方，症状相同不代表体质、病因就完全相同，药方自然也不可通用。因此，中医讲究一人一方，不能盲目照搬别人的药方，应在专业中医师的指导下用药。

（文爱东　张娟利）

15. 服用中药汤剂时需要注意什么

中药汤剂是我国应用最早、最常见的一种传统中药剂型，目前仍在中医临床中广泛使用。中药汤剂在服用时是有讲究的，需要注意服药时间、温度和剂量。正确服用中药汤剂可以发挥其最佳疗效，加速病情好转，而错误的服用方法可能影响药效，甚至危害身体健康。

专家说

《医学源流论》中记载“病之愈不愈，不但方必中病，方虽中病，而服之不得其法，则非特无功，而反有害，此不可不知也。”由此可见，想要“药到病除”，除了医生的辨证论治，药师的严谨调剂、精心的煎煮以外，正确的服用方法也很重要。

服药时间　病位在下的疾病，如肝肾虚损或腰部以下的疾病、肠道疾病等，宜饭前 30~60 分钟服用；病位在上的疾病，如心肺胸膈、胃脘以上的疾病，对胃肠道有刺激作用的药物，宜饭后 30 分钟服用；滋补类中药宜空腹服用；安神药宜睡前服用。

服药温度　分为温服、热服和冷服。一般中药汤剂应温服，如平和补益类及对胃肠道有刺激作用的药物；热服适用于寒证，如温里药应趁热服用，以达到发汗的目的；冷服适用于热证，常见于清热药、解毒药、消暑药。

服药剂量 包括分服、顿服和频服。分服以每次 150mL 为宜，一般疾病每日分早晚 2 次服用；顿服应一次服完，使药物在不伤人体正气的情况下集中药力，充分发挥药效，如通便、化瘀血等；咽喉病、呕吐病，宜分多次少量服用，缓缓饮用，使汤药充分接触患部，使其见效快。

健康加油站

服用中药需要忌口吗

服用中药期间，一般应清淡饮食，忌生冷、辛辣、油腻、刺激性食物，忌喝浓茶，忌饮料送服中药；服用人参或其他滋补类中药时，忌吃萝卜；过敏症、哮喘、皮肤病患者服药期间忌吃鱼、虾、蟹、牛肉、羊肉、大蒜等。

（文爱东 樊婷婷）

16. 如何储存中药

中药品种多、性质各异，储存不当容易变质，影响中药的质量和用药安全。日常生活中，应根据中药特性采取避光、遮光、通风、防潮和防虫等措施储存。

专家说

《中华人民共和国药典》对不同的中药饮片和中成药的储存方法作出了详细规定，可以参照这些方法对中药进行分类储存。

常见中药饮片的储存方法

类型	常用中药饮片	储存方法
淀粉较多的药材	泽泻、山药、葛根等	通风、干燥处，防虫蛀
挥发油较多的药材	薄荷、当归、川芎、荆芥等	阴凉、干燥
糖分及黏液质较多的药材	肉苁蓉、熟地黄、天冬、党参等	通风、干燥
种子类药材	紫苏子、莱菔子、薏苡仁、扁豆等	密闭
动物类药材	鳖甲、蜈蚣、地龙等	密封
酒炮制 / 醋制药材	当归、常山、大黄等	密闭、阴凉处
盐炙药材	泽泻、知母、车前子、巴戟天等	密闭、通风、干燥处

常见中成药的储存方法

中成药剂型	储存方法
丸剂	密封、干燥
散剂	密封、干燥
片剂	密封、通风、干燥
煎膏剂	密封、阴凉
膏药	密闭、阴凉
软膏剂	密闭、阴凉、干燥、遮光
颗粒剂	密封、干燥
胶囊剂	贮存温度不超过 30℃、干燥
糖浆剂	密封、阴凉
栓剂	30℃以下密闭、干燥

健康术语

阴凉处　系指不超过 20℃的环境。

凉暗处　系指避光并不超过 20℃的环境。

冷处　系指 2~10℃的环境。

密闭　系指将容器密闭，防止尘土及异物进入。

密封　系指将容器密封，防止风化、吸潮、挥发或异物进入。

健康加油站

中药常见变异现象有虫蛀、霉变、泛油、变色、气味散失、风化和潮解等，主要影响因素分为环境因素（空气、温度、湿度、日光、霉菌和虫害等）和自身因素（水分、淀粉、黏液质、油脂和挥发油等）。中药变质后，有些药效成分发生改变，导致疗效降低，容易发生不良反应，建议不要服用变质的中药。

（文爱东　丁莉坤）

17. 为什么艾灸可以延年益寿

从古至今，长寿一直是人们的向往与追求，人们倾尽一生致力于寻找各种方法延年益寿。“保命之法，灼艾第一”，艾灸作为中医学重要的组成部分，是预防保健、延年益寿的有效方法。

专家说

艾的作用　《本草从新》曰“艾叶苦辛，生温，熟热，纯阳之性，能回垂绝之阳，通十二经，走三阴，理气血，逐寒湿，暖子宫……以之灸火，能透诸经而除百病”，可见艾灸具有理气活血、温经散寒、防病保健的作用。

常用的穴位　足三里、关元、气海、命门及神阙是常用的长寿保健穴位。

足三里是大家熟知的保健要穴，被古人称为“长寿穴”，艾灸此穴可健脾和胃、补气养血；可增强体力、消除疲劳；可补益肾气、强筋壮骨。

《扁鹊心书·须识扶阳》曰“人于无病时，常灸关元、气海、命门，虽未得长生，亦可保百余年寿矣”，提出艾灸关元、气海、命门等穴可延年益寿。关元穴，又名丹田，为一身元气出入之所，是全身强壮要穴，灸之可补元气、补益肝肾。气海穴，为先天元气聚会之处，为男子生气之海，灸之可补肾益气。命门穴，意为生命之门户，为元气之根本，灸之可补肾阳。

神阙穴为先天之蒂，为全身经络之枢纽，此穴通过奇经八脉与十二经脉相联系。隔盐灸神阙穴是常用方法，盐性咸，入肾经，隔盐灸神阙穴可补肾、回阳、固脱、延年益寿。

健康加油站

长寿保健灸法如何操作

灸足三里、关元、气海、命门等穴时，手持艾条，将点燃的一端对准穴位，距离皮肤 2~3cm，在穴位上方往复回旋移动，每个穴位灸 10~15 分钟，每周 1 次或 2 次。

为了提高疗效，可以隔盐灸神阙，用干净的细盐填平肚脐，盐上置一艾炷或艾灸盒。灸 3~5 炷或 30 分钟左右，每周 1 次。

（刘长信）

18. 按摩哪些穴位可以改善失眠

人一生中约有 1/3 的时间是在睡眠中度过的，睡眠是人体恢复精力所必须的休息方式。当前，越来越多的人由于各种原因而失眠，不仅影响第二天的精神状态，还会造成不良情绪的堆积。实际上，中医学中有针对失眠的保健方法，可以在平时进行自我按摩以改善失眠。

专家说

按摩是通过作用于穴位，刺激经络发挥作用。安眠穴是经外奇穴，具有平肝息风、镇惊止痉的作用。该穴位处浅层，有耳大神经和枕小神经分布，通过轻揉可以促进该分布区神经递质的释放，进而影响中枢神经系统，改善失眠。

中医认为失眠与“五神”密切相关，五神归五脏所藏，其中“心藏神”“神安则寐”。神门穴是手少阴心经的穴位之一，对该穴进行轻刺激可以调节心经，濡养心神，改善失眠。

三阴交是脾、肾、肝三经的交会穴，由于脾藏意、肾藏志、肝藏魂，与神志和睡眠关系密切，所以对三阴交的调节可以同时调理肝、脾、肾三脏，与神门穴配合操作可以起到疏肝理脾、交通心肾的作用。心肾相交，则人会进入高质量的睡眠状态。

健康术语

五神　即“神、魂、魄、意、志”五种精神活动，在中医五行理论中与五脏功能相对应，即心藏神，肺藏魄，肝藏魂，脾藏意，肾藏志，又称“五脏所藏”。

健康加油站

改善失眠的按摩方法

揉安眠穴　双手拇指按于双侧安眠穴处，其余手指自然放置在头枕部，通过前臂带动腕部，做顺时针或逆时针揉动，每分钟75次，连续按摩3分钟。

揉神门穴 一手拇指按于另一手手腕的神门穴处，其余四指夹持腕部，置于背侧固定，通过前臂带动腕部，做顺时针或逆时针揉动，每分钟 75 次，连续按摩 3 分钟。

揉三阴交 一手拇指按于同侧小腿内侧三阴交处，其余四指夹持小腿部放置于外侧固定，通过前臂带动腕部，做顺时针或逆时针揉动，每分钟 75 次，连续按摩 3 分钟。

（刘长信）

19. 按揉哪些穴位可以缓解胃肠不适

很多人由于消化功能减退，会出现饭后积食、腹痛、腹胀、腹泻，以及因胃肠蠕动减慢出现便秘，这些胃肠不适常对日常生活产生了负面影响，而自我按摩可以很好地解决上述问题。

专家说

中脘、天枢、气海、内关、足三里是自我按摩常用的穴位，每天饭后或空闲时按揉以上穴位，配合摩腹，可以预防、缓解胃肠不适。以上穴位，每穴按揉 2~3 分钟，以出现酸痛为度，每天可按揉 2~3 次，按揉前后可配合顺时针摩腹。

中医认为，“腹者，生之本，百病皆根于此”，腹居人体中部，是连接上下的枢纽，为全身经脉汇聚之所；腹部是精气五神之府，人体气血生化之源泉。通过自我按摩可刺激腹部的中脘、天枢、气海等穴，再配合足三里可以对胃肠功能起到很好的促进作用。其中，中脘是胃经经气汇聚之处，刺激中脘有助于脾胃消化食物；足三里是胃经下合穴，有健脾和胃、通调腑气之功，中脘与足三里配合可以更好地发挥脾胃作为人体气机之枢纽的作用。中医学有“肚腹三里留”的说法，高度概括了足三里的作用，多数胃肠不适可以通过针刺或者按摩足三里缓解。

健康术语

下合穴　是六腑气血汇聚于下肢三阳经的部位，是治疗六腑病症的主要穴位，刺激下合穴可以通降腑气。

（刘长信）

20. 中药泡脚有哪些好处

中药泡脚，又称中药足浴，是通过温度和药物作用于局部皮肤、肌肉、关节，改善血液循环，并且通过皮肤对药物的吸收，针对局部及全身疾病进行调理和治疗。中药泡脚能够调和气血，调整脏腑功能，达到预防保健的目的。

专家说

足部被称为人体的“第二心脏”，与人体的五脏六腑关系密切。所谓“中药泡脚”，是将适宜的中药配方熬成药液用来泡脚，中药的有效成分在热力的作用下渗入皮肤，被足部毛细血管吸收，进入人体血液循环，从而达到改善体质、调理身体、治疗疾病的目的。目前有研究表明，中药泡脚可以用于治疗感冒、失眠、痛经、足癣、足跟痛等多种疾病。中药泡脚一般每日一次，每次持续 30~40 分钟。

治疗感冒　藿香、紫苏、生姜各 30g，煮水泡脚。

改善失眠　党参 30g、茯苓 20g、黄芪 30g、远志 30g、炙甘草 10g、白术 30g、当归 30g、酸枣仁 30g、夜交藤 30g，煮水泡脚。

改善痛经　肉桂、丁香、乌药、当归、川芎各 15g，干姜、小茴香、吴茱萸各 6g，煮水泡脚。

治疗足癣　苦参、黄柏、蛇床子、地肤子、百部、雄黄各 30g，煮水泡脚。

健康术语

足浴　是通过水的温热作用，借助药物蒸汽和药液熏洗足部，具有疏通腠理、透达筋骨、理气和血的作用，从而达到改善睡眠、消除疲劳、增强人体抵抗力等一系列保健功效。

健康加油站

中药泡脚的注意事项

1. 孕期及月经期女性不宜进行中药泡脚。

2. 患有严重出血性疾病，或 24 小时内局部受伤的患者不宜进行中药泡脚。

3. 恶性肿瘤、肾衰竭、心力衰竭、败血症等危重症患者不宜进行中药泡脚。

4. 急性传染病、外科急症或中毒的患者不宜进行中药泡脚。

5. 处于大怒、大喜、大悲情绪之中的人不宜进行中药泡脚。

6. 身体过度疲劳，精神紧张，或有精神疾患者不宜进行中药泡脚。

7. 饭前、饭后 30 分钟以内，过饥、过饱，以及醉酒后不宜进行中药泡脚。

8. 足部有开放性软组织损伤、严重感染，以及患有中重度静脉曲张者不宜进行中药泡脚。

健康云课堂

中药泡脚有哪些注意事项

（方　泓）

第六章

紧急情况的科学处置

1. 什么情况必须急诊就医

很多人患病第一时间想到去看急诊，有的是图方便、快捷，到了就能看；有的是错过了门诊就诊时间。在实际工作中，非急症患者占用了大量的急诊资源，影响了急诊科的正常运转和急症患者的及时救治。究竟什么情况首选急诊就医呢？

专家说

急诊是指对急重症患者紧急的救治和抢救。急诊的存在保证了我们在突发疾病、意外伤害时，能在最短的时间内得到专业、科学的救治。人吃五谷杂粮，难免生病。为了更合理地分配医疗资源，保证真正的急症患者获得及时抢救和救治，需要了解什么情况下必须去急诊。

神志意识　患者出现意识不清、抽搐、昏迷、嗜睡、昏厥等状况必须去急诊。

体温　人体的体温通常为 36~37℃，如果经过物理降温或药物退热后，仍未达到正常体温，应尽快去急诊。

血压　人体血压正常值为高压（收缩压）<120mmHg，低压（舒张压）<80mmHg，如果收缩压 <90mmHg，舒张压 <60mmHg，可结合平时血压情况和症状判断是否需要去急诊。若收缩压 >180mmHg，舒张压 >110mmHg，应该去急诊，防止血压继续升高出现高血压急症、高血压脑病、恶性高血压，甚至造成肾衰竭、心力衰竭。

突发感觉异常　如全身或半身麻木、口角歪斜、身体活动障碍（半身不遂、偏瘫）、不能言语、四肢冰冷、全身冷汗等，应尽快去急诊。

严重创伤　指患者存在影响生命的损伤，如开放性气胸、脏器大出血、严重颅脑损伤、严重坠落伤、脊髓损伤、胸部创伤。一般情况下，严重创伤患者的最佳抢救时间在最初的 30 分钟内。

出血　包括呕血、咯血、急性且出血量大的便血和尿血、外伤、自伤、自杀等，应尽快去急诊。

大小便变化　若超过 24 小时没有小便、小便次数多且排尿有疼痛感、小便颜色异常；大便次数每日超过 3 次，而且不成形，应尽快去急诊。

意外伤害　如触电、坠落伤、溺水、烧伤、挤压伤，应尽快去急诊。

中毒　食物中毒、药物中毒、化学品中毒以及毒蛇、毒虫咬伤等，应尽快去急诊。

健康加油站

急诊就医有哪些注意事项

看病前带齐材料，减少来回奔波。看病前带上患者的医保卡或就诊卡、身份证，并带上既往病历资料、近期检查报告等，以便医生全面了解病情。

看急诊时，最好有家属陪同，尤其是老人和儿童患者。不要让患者独自就医，以免发生病情变化或医生需要家属协助时找不到人的情况。

到急诊科后先到分诊台进行分诊。护士会进行初步的病情评估，并根据病情指引患者到相应的诊室就诊。如果候诊患者太多，护士会告知等候区域。在等候区域，分诊护士会定时巡视。当患者感觉症状加重时，应及时反馈给分诊护士，必要时会安排优先就诊。

在急诊，病情更紧急、更严重者先就诊。其他患者需要对此给予理解和配合。

急诊多以对症治疗为主。不要认为症状缓解就是治好了病，应该保留急诊病历，按时去专科门诊复诊。

（王婧雯）

2. 看病就医前需要做哪些准备

看病就医是每个人生命中不可避免的经历，随着身体功能的衰退和疾病的累积，求医问药可能逐渐成为生活的一部分。为了确保就医过程顺利高效，减少医患双方不必要的困扰，提前做好准备至关重要。那么就医前需要做哪些准备呢？

专家说

为确保顺利就医，建议到医院就诊前做好以下准备工作。

预约挂号 如非急诊就诊，现在医院普遍实行预约挂号制度，可自行或在他人的帮助下通过网络或电话预约挂号，按预约的日期及就诊时间段前往医院就诊，可有效减少在医院的停留时间。

带全物品 就医时带好身份证、诊疗卡或社保卡等个人身份证件，现金或银行卡等交费所需物品，以及既往看病的病历资料（如有）等，就医过程中保证手机等通信设备畅通。每次看病后要及时整理自己的就诊资料，包括病历、处方、检查结果等，将它们统一放在一个固定的地方。这样如果出现紧急就医等情况，无须在家费时翻找，也可有效避免遗漏、丢失。

做好记录 有些人一到医院就精神紧张，不能准确描述自己的症状，或记不住自己的用药史、既往病史等信息，这些都会影响就医效率。因此，建议准备一个备忘录，在日常生活中记录下不适症状和病情变化，如出现了哪些症状、首次出现的时间以及持续时间、是否自行服用过药物、服药后症状是否有所缓解、此次就诊最想与医生交流或咨询的问题是什么……与医生沟通时避免出现错误或遗漏。

（闫佳惠　于普林）

3. 突然出现意识障碍应该怎么办

意识障碍是一种常见急症，很多引起意识障碍的病因较为紧急危重，需要尽早评估病情，作出处置。当有人在家中突然出现意识障碍，家人要做到准确评估，既要有所为，又要有所不为。

专家说

什么是意识障碍　医生对发生意识改变的患者经常使用“意识障碍”这个术语，根据患者是否可以被唤醒、对外界刺激（如大声呼唤、疼痛等）是否有反应或是否有正确的反应，意识障碍可分为意识水平障碍和意识内容障碍两大类。我们在家中，突然发现有人意识不清，通常指这个人短时间内不能恢复清醒，意识完全丧失，对周围事物及声光刺激全无反应，这在医学中称为“昏迷”，是意识障碍的严重阶段。

突发意识障碍的常见病因

心源性晕厥：通常在发病前会有一些报警症状，如胸痛、呼吸困难、心悸等，有心脏病史，如冠心病、心房颤动患者更应注意。

脑卒中：脑卒中发生的时间有一定的规律。一年当中，冬、春寒冷季节最易发病。一天当中，上午6：00—11：00发病率最高。

低血糖： 通常在突发意识障碍前伴有出汗、心悸、手抖、头晕等症状。尤其对于有糖尿病病史的人，家人应在第一时间快速检测血糖，帮助缩短急救医生判断时间，提高急救处置效率。

药物过量： 对于一些有口服镇静催眠药习惯的人，应警惕是否服药过量。可以看看他身边是否有空药瓶或药片明显减少的情况，及时告知急救人员。

心搏骤停： 属于心源性晕厥的一种，是最危急的情况。一旦发生，最典型的表现就是突发意识丧失，患者可以表现为突然无原因跌倒且呼之不应；继而没有循环（心跳）的征象；患者的呼吸会完全停止，或出现长时间间隔的用力抽泣样呼吸。

健康加油站

急救人员到达前应该怎么办

有所为　第一时间拨打急救电话，同时平稳放置昏迷者，可以侧卧，若要平躺，应将其头偏向一侧，并垫高头部，解开其衣扣。如果昏迷者有义齿，最好拿下来，防止误吞。同时，记住发病时间。如果昏迷者出现呼吸、心跳停止，应第一时间开始心肺复苏！

有所不为　不随意喂食、喂水、喂药；不要让昏迷者仰面平躺；不随意挪动或颠簸昏迷者；不要长时间掐人中，以免影响呼吸。

（练　睿　张国强）

4. 进食被噎应该怎么办

噎食，是在日常生活中常见的意外事件。老年人由于吞咽功能衰退，是噎食的高危人群。食物误入气管，严重的可完全堵塞气管引起窒息甚至死亡。噎食应以预防为主，早期识别，一旦发生，应采取及时、正确的救治措施。

专家说

噎食的常见原因 ①吞咽功能障碍（占比最多），常见于脑血管病患者、服用抗精神病药者等；②进食速度过快、食物过干；③进食时发生意外。

如何预防噎食 ①重点患者重点看护；②对抢食、暴饮暴食者应该专人看护，控制进食量；③餐食要选择适合的烹饪方式；④为吞咽功能障碍者选用流质或半流质食物，必要时专人喂饭或给予鼻饲；⑤为预防再次发生噎食，可减少抗精神病药的剂量或换药。

噎食者如何急救 噎食后如果情况允许，可以鼓励其尝试通过咳嗽排出异物；如果不可行，按以下流程处理（过程中不要忘记让旁边的人拨打120急救电话，请求专业帮助）。

（1）迅速用手指掏出噎食者口咽中的食团，并解开噎食者的领口。

（2）如抠出口咽部食物后噎食者症状仍无缓解，应立即用海姆立克法急救。

（3）如噎食者呼吸、心跳停止，应立即开始心肺复苏。

（4）如噎食者自主呼吸恢复，应持续吸氧，由专人持续监护，直至完全恢复。

（5）取出食物后应防治吸入性肺炎。

健康加油站

身旁无人，如何自救

首先保持镇静，求救；就近寻找一固定的物体，比如椅子，将自己腹部胸骨下方抵在椅子边缘，两手抓紧椅背，快速冲击，压迫腹部，直至异物吐出。

（李国楠　张国强）

5. 心绞痛或心肌梗死发作时应该如何紧急处理

在很多影视剧中，会有演员突然捂着胸口、不能动弹的表现，这通常被用来描绘角色正在经历心绞痛发作。这种表现形式是为了强调情节的紧张和戏剧性，以吸引观众的注意力。需要指出的是，心绞痛或心脏病发作时的实际症状因人而异，并不是所有患者都会出现这种典型表现。有些人可能出现其他症状，如胸闷、气短。那么什么是心绞痛？又应该如何处理呢？

专家说

冠心病心绞痛是冠状动脉供血不足，心肌急剧、暂时性缺血缺氧引起的以发作性胸痛为表现的临床症状。心绞痛是心脏缺血反射到机体表面所感觉到的疼痛，特点是前胸阵发性压榨样疼痛，可以伴有其他症状。疼痛主要位于胸骨后面，也可以放射到心前区及肩背部，甚至可以放射到左手无名指。一般情况下，每次发作持续 3~5 分钟，发作的次数不固定，休息或者应用硝酸酯类药物一般能够缓解。该病多见于男性，多数在 40 岁以上，劳累、情绪激动、受凉感冒有可能诱发冠心病。冠心病发生的原因是心肌供血的绝对或者相对不足，一般情况下是因为冠状动脉粥样硬化，管腔重度狭窄导致的，再有就是血管痉挛。另外，某些诱发因素（主要是心率加快、血压升高）也可能诱发心绞痛。一般情况下，冠状动脉的固定位置重度狭窄，局部形成血栓，有可能导致心绞痛发作。

健康加油站

心绞痛或心肌梗死发作时的紧急处理措施

让患者呈平卧位或坐卧位，不要站立，更不要行走，以减轻心脏负担。立即将 1 片硝酸甘油放于患者舌下含服。如果 5 分钟内症状没有缓解，再含服 1 片。如果含服 3 片仍不见效，则可能为心肌梗死，应立即拨打 120 急救电话，到医院就诊。如果患者出现呕吐、昏迷、肢体活动不灵活等症状，可能有脑出血或脑梗死的风险，此时应让患者平卧，并将患者的头偏向一侧，防止呕吐物反流造成窒息。在等待急救人员到来期间，可以给予患者高流量吸氧，以及迅速止痛治疗。

如发生心搏骤停，应该立即进行心肺复苏，待患者的心律、血压、呼吸稳定后再送入院。如果家中有人出现类似症状，请务必及时拨打 120 急救电话，寻求专业医疗救助。

（阮　磊）

6. 如何实施海姆立克急救法

气道异物梗阻是生活中的常见意外事件，发生气道异物梗阻后多表现为突发剧烈呛咳、呼吸困难、窒息、“V”形手势等；此时要立即拨打 120 急救电话，并采取现场急救。

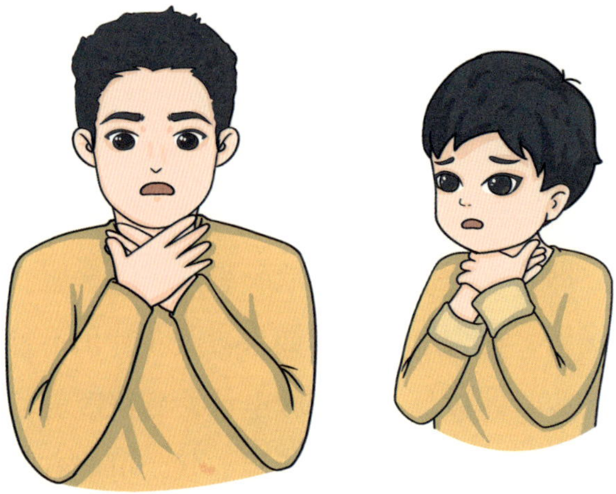

气道梗阻征象

专家说

海姆立克急救法是气道异物梗阻现场急救的最有效方法，分为成人或 1 岁以上儿童救治法、1 岁以内婴儿救治法两类。

成人或 1 岁以上儿童救治法　包括腹部或胸部冲击法。如果被救者仍能呼吸或咳嗽，鼓励被救者咳嗽。当被救者已经不能发声或呼吸时，可采用腹部或胸部冲击法。

站立式：施救者站到被救者背后，一只脚置于被救者两腿之间，双脚呈弓步站立，一只手握拳，大拇指收到手掌内。搂住被救者腰部，找到被救者肚脐上方约两横指处，施救者握拳对准该处，另一只手将握拳的手握紧，双手快速向上、向后连续挤压，直到异物排出。

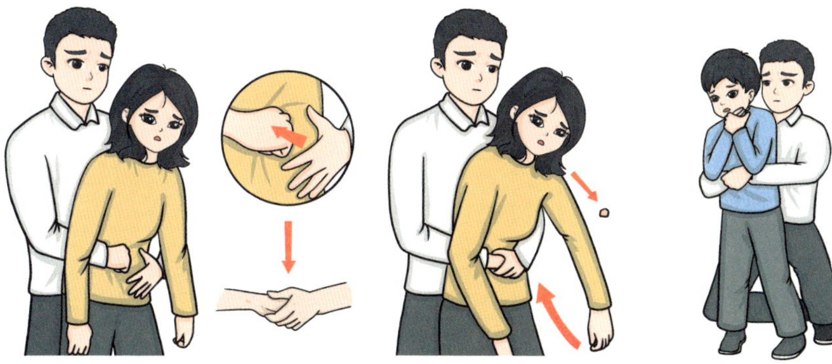

如果被救者体型较大或是孕妇，应给予胸部冲击。施救者将双臂放在被救者腋下，双手放在被救者胸骨下半部，以同样的手法冲击，直到异物排出。

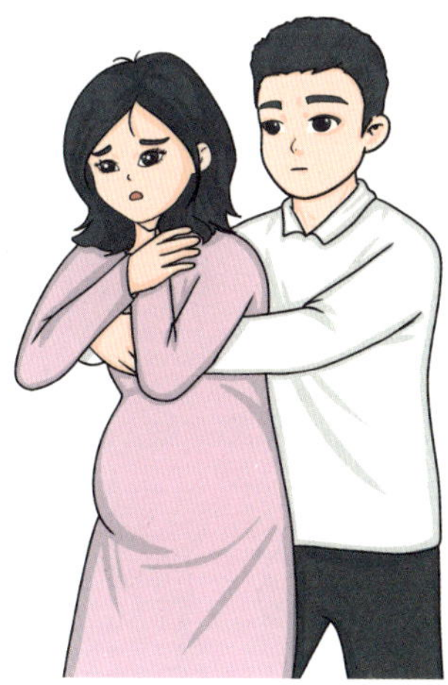

卧位式：对于昏迷的被救者，采用仰卧位腹部冲击法。被救者仰卧，施救者骑跨于被救者大腿外侧，双手手掌重叠，掌根放在被救者肚脐上方约两横指处，快速冲击被救者腹部，直到异物排出。

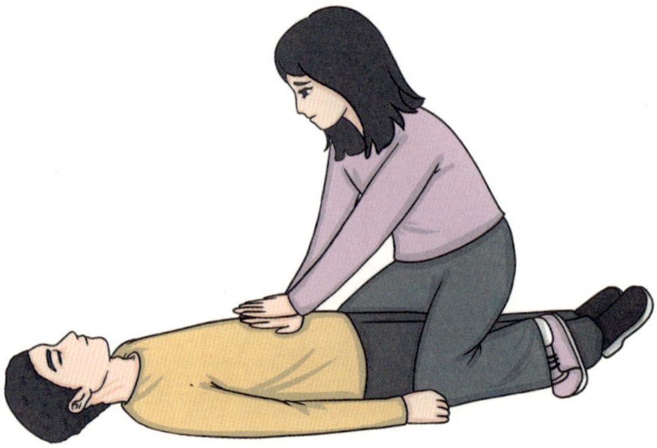

自救：①一手握拳，抵在自己肚脐上方约两横指处，另一手握住握拳的手，双手快速向内、向上冲压，直到异物排出；②腰下弯，上腹部抵压在椅背、桌子边缘或栏杆等坚硬处，对受力物体斜向下发力，对腹部进行快速向上的挤压，直到异物排出。

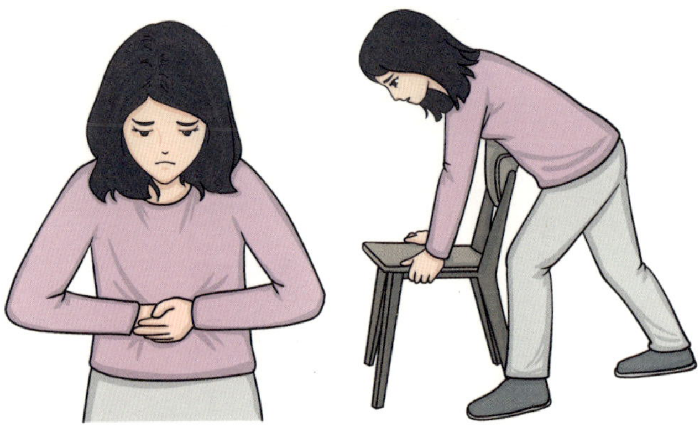

1 岁以内婴儿救治法　背部拍击联合胸部按压。如果孩子能发出声音或者哭泣，尽量让孩子咳嗽。当孩子已经不能发声或哭泣时，采用拍背和胸部按压方法。

背部拍击：①施救者用左手手掌抓住婴儿颧骨，左手手指托住婴儿面部和颈部，左手臂呈一条直线，靠着婴儿胸腹部，翻转使其背部朝上，面部朝下，把婴儿放在大腿上，婴儿体位是头下脚上。②施救者用右手掌根拍打婴儿背部两肩胛骨之间，以倾斜向下的力，连续拍打 5 次，检查异物是否排出。

胸部按压：①如果异物未排出，施救者用右手托住婴儿的头部和颈部，将婴儿翻正，体位依然是头下脚上。左手示指和中指并拢后在两乳中点下方垂直向下按压，连续按压 5 次。②按压后检查婴儿嘴里是否有阻塞物，如果有，则小心拿掉。如果没有排出，则施救者从拍背开始进行下一循环操作，直到异物排出。

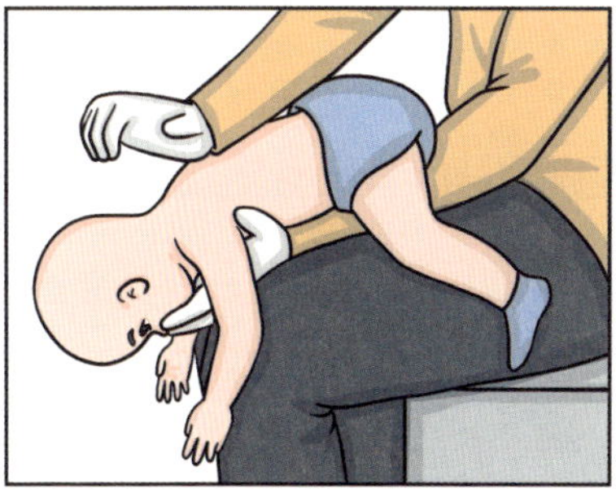

背部拍击

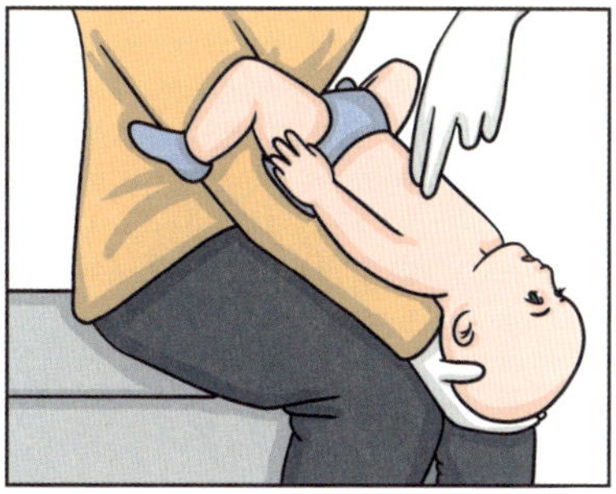

胸部按压

（王海峰）

7. 如何进行心肺复苏

心搏骤停是威胁人类健康的重要“杀手”。心搏骤停 1 分钟内获得高质量心肺复苏，抢救成功率达 90% 以上；每延误 1 分钟，成功率下降 10%。

专家说

心肺复苏与自动体外除颤仪（AED）的早期有效配合使用，是抢救心搏骤停患者最有效的手段。

评估施救环境　发现有人突然倒地，应快速评估现场环境是否安全。

尽快判断是否存在心搏骤停　①判断意识，拍打双肩并呼喊患者，看有无反应；②判断呼吸，用 5~10 秒观察患者胸廓是否有起伏。如果没有反应，且呼吸停止或呼吸不规律，即可判断为心搏骤停，立即启动心肺复苏。

呼救　大声呼救，寻求周围人的帮助，拨打 120 急救电话，尽快取得自动体外除颤仪。

胸外按压　使患者仰卧在硬平面上；按压部位为两乳头连线中点；按压时，施救者双手交叉，双手掌根重叠，肘关节伸直，用上身力量垂直向下按压 30 次。成人按压速率为每分钟 100~120 次，按压深度为 5~6cm，每次按压确保胸廓完全回弹，放松时施救者的掌根不能离开患者的胸壁；按压和放松的时间相等。

开放气道　可采用仰头抬颏法，施救者一手小鱼际放在患者前额向下压；同时另一手示指、中指将患者的下颌向上抬，气道即可开放。

人工呼吸　施救者口完全包住患者口，一只手捏住患者的鼻翼，缓慢吹气，持续约 1 秒，吹气时眼睛斜视患者的胸廓，看到胸廓隆起即可；连续吹气 2 次。特别提示：如果不愿进行口对口人工呼吸，可仅给予持续胸外按压。

循环　做 30 次胸外按压和 2 次人工呼吸（30∶2），如此循环直到患者恢复意识或专业急救人员到达现场。

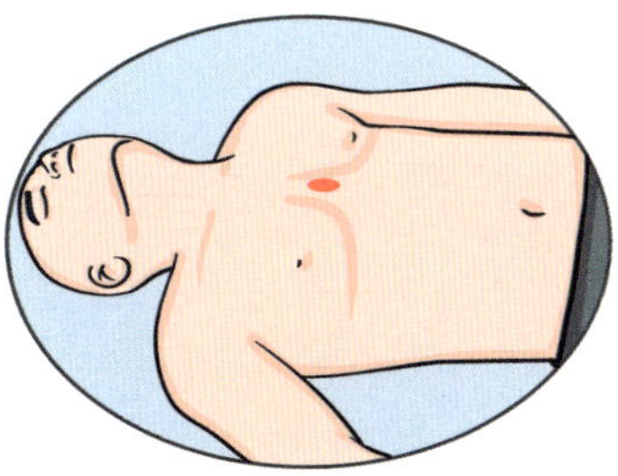

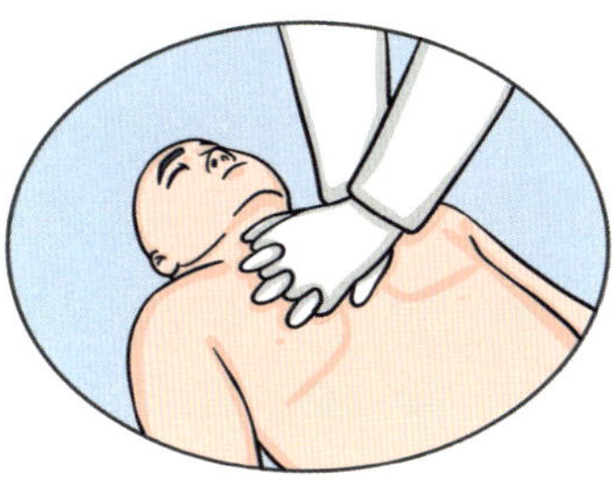

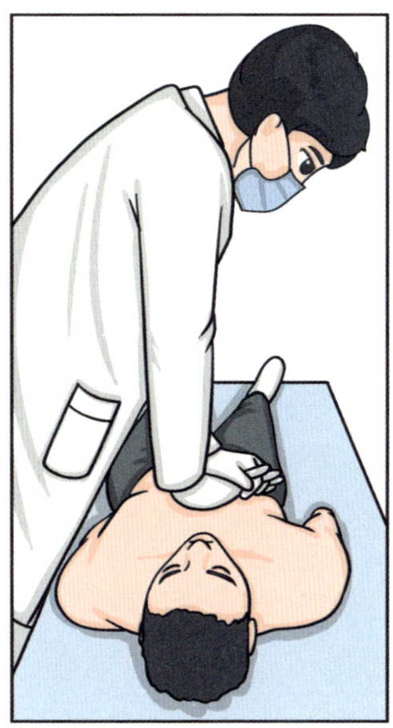

尽快进行电除颤　取得自动体外除颤仪后，立即使用。

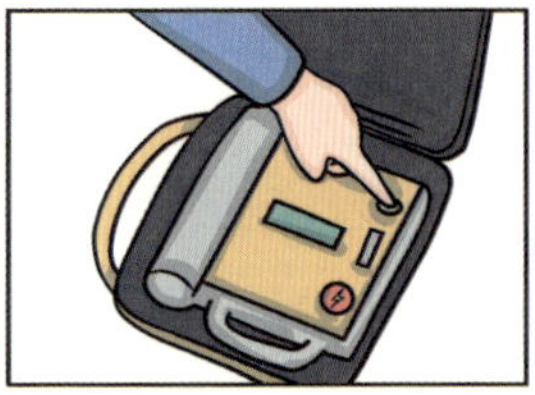

开启AED

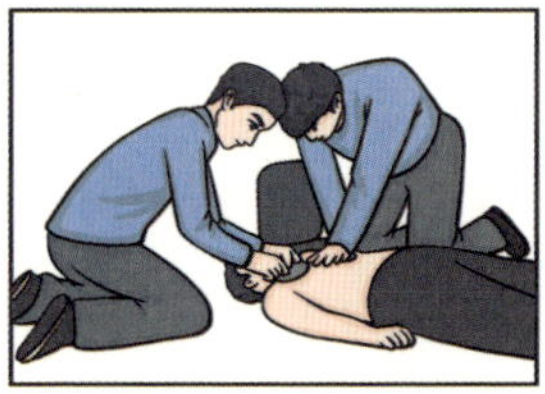

贴好电极片，插上电极插头

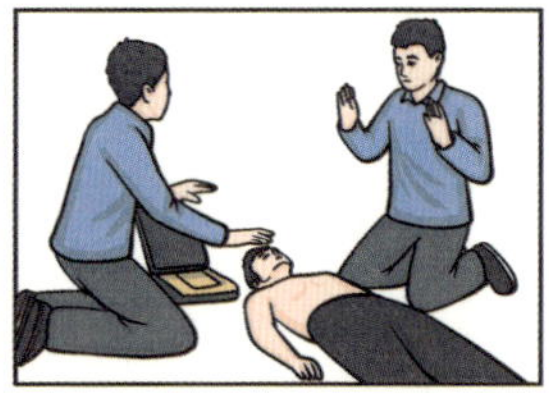

远离患者，ADE自动分析心律

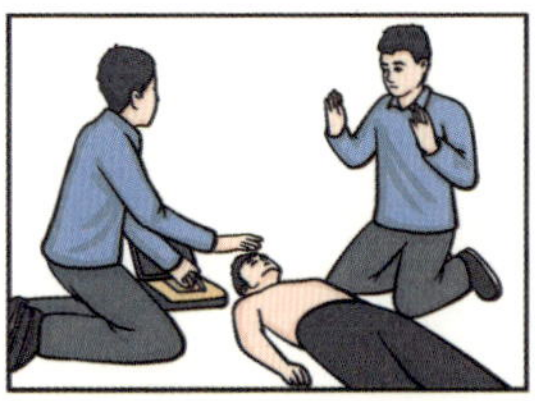

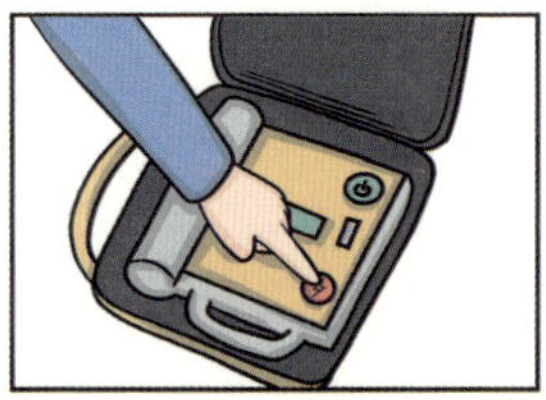

如AED判断患者需要进行除颤，则在等待AED充电的同时，确保所有人远离患者。之后按照提示按下“电击”按钮

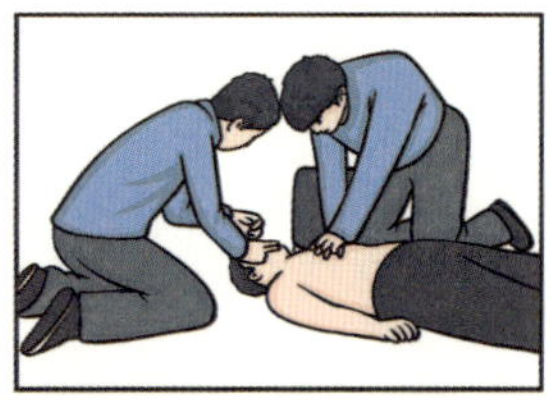

如果AED判断患者无须除颤，或除颤完成后，应立即继续进行心肺复苏

健康术语

心搏骤停　是指心脏射血功能突然终止，大动脉搏动与心音消失，重要器官（如脑）严重缺血、缺氧，导致生命终止。这种出乎意料的突然死亡，医学上称为猝死。

（王海峰）

8. 如何紧急处理中暑或昏厥

在高温、高热、高湿的“桑拿天”，稍不留意，就可能中暑。昏厥是生活中比较常见的症状。发生中暑和昏厥的情况，不要惊慌。

专家说

中暑的紧急处理　根据症状的轻重，中暑分为先兆中暑、轻症中暑、重症中暑三种，其中重症中暑又分为热痉挛、热衰竭和热射病三种类型。对于先兆中暑和轻症中暑，只要尽快脱离引发中暑的环境、及时补充水分和电解质，症状即可缓解。日常生活中应该重点关注重症中暑的紧急处理。

热痉挛：剧烈运动、大量出汗时，腹部、背部、手臂或腿部肌肉疼痛或抽搐，时而发作，时而缓解，此时中暑者意识清醒，体温正常。

紧急处理措施：①停止一切活动，静坐在凉爽、通风的地方休息；②饮用果汁或运动饮料；③热痉挛缓解后的几小时内，不要进行重体力劳动或剧烈运动；④如果 1 小时后热痉挛还没有缓解，须及时就医。

热衰竭：多表现为头晕、头痛、恶心、呕吐、疲乏、无力、大量出汗、心率增快、体温升高。

紧急处理措施：①将中暑者转移到通风良好的低温环境，脱去衣物，冷水擦拭身体，用风扇或空调降温；②如果无好转或情况继续恶化，须及时就医。

热射病： 高热（中心体温≥ 40℃）伴有神志障碍（如谵妄、惊厥、昏迷）。

紧急处理措施： ①立即拨打 120 急救电话。②将中暑者转移到阴凉通风的地方。③迅速降温，用凉水擦拭中暑者的身体；将凉湿的毛巾或冰袋冷敷于中暑者的头部、腋下及大腿根部；如果条件允许，将中暑者的身体（除外头部）尽可能多地浸泡在凉水中，或对中暑者进行凉水淋浴。

昏厥的紧急处理　昏厥是由于突然发生严重的、一过性的脑供血不足导致的短暂意识丧失。发作时患者通常因不能保持正常姿势而倒地。

1. 将患者置于平卧位（也就是平躺），头低，双足稍抬高；将头偏向一侧，以防呕吐物误吸引发窒息；如果衣物过紧，可松开患者的衣领和腰带。

2. 如在室内，可开窗通风，保持室内空气清新。

3. 观察患者的意识和呼吸，如患者没有反应且无呼吸，立即进行心肺复苏。

4. 多数患者能在短时间内缓解，清醒后患者不要马上站起，先缓缓坐起，适应之后再站起。

5. 意识不清时禁止向患者喂食物，待患者意识恢复后可以饮用适量温开水或糖水。

6. 昏厥的病因多种多样，昏厥发作时周围人应当立即拨打 120 急救电话，患者清醒后应该尽快到医院就诊，接受相应的检查和治疗。

（王海峰）

9. 被宠物抓咬受伤应该怎么办

动物是人类的伙伴，当今很多人饲养猫或狗做伴。宠物一般很温顺，但也有心情不好的时候，当我们不慎被它们抓咬受伤时，应该如何处理？要不要注射狂犬病疫苗呢？

专家说

如果被宠物抓咬后出现皮肤破损、组织撕裂、出血和感染等损伤，要先初步处理伤口，然后及时就医，并且在专业人员的指导下注射狂犬病疫苗。

如何初步处理伤口　首先，我们要尽量把伤口里的血挤出来。不建议用嘴去吸，因为口腔黏膜接触细菌、病毒后风险更高。其次，用流动的肥皂水（或其他碱性清洗剂）冲洗伤口，最好有一定压力，持续冲洗至少15分钟，水流方向和伤口成一定角度。冲洗完后再用纱布擦干，用碘伏或酒精消毒。最后，伤口尽量暴露且保持干燥，尽快前往医院就诊。

如果伤口持续出血或者是较大的伤口，建议直接用纱布压迫伤口止血，紧急前往医院就诊。

被宠物猫、狗抓咬伤需要注射狂犬病疫苗吗　相对于野生动物来说，家养的宠物是相对干净卫生的，人被抓咬伤后，罹患狂犬病的概率很低。如果可以确定宠物猫、狗注射过两次或两次以上合格的兽用狂犬病疫苗，或者能够确定该动物从来未与其他动物接触，一般暂不急需注射狂犬病疫苗，仅需要对动物进行观察，观察 10 日动物健康就可以认为没有传染狂犬病的可能。如果以上条件存疑，还是建议注射狂犬病疫苗。当然，除了狂犬病，动物致伤后也可能引起伤口破伤风梭菌和普通细菌感染，千万不可大意。

被其他家养宠物咬伤需要注射狂犬病疫苗吗　除了猫、狗外，不少人还会饲养兔子、仓鼠、乌龟、八哥等宠物。狂犬病理论上可以被所有的哺乳动物携带，但兔、鼠等啮齿类动物携带狂犬病毒的概率极低，家养的啮齿类宠物携带狂犬病毒的概率更低，因此可不必注射狂犬病疫苗。非哺乳类动物，如鸟类、爬行类、昆虫类等是不会携带狂犬病毒的。

健康加油站

狂犬病的潜伏期

狂犬病的潜伏期一般是 1~3 个月，最短 1 周，1 年以上就比较罕见了。根据世界卫生组织（WHO）发布的数据，狂犬病最长的潜伏期达 8 年，极为罕见。

（石　磊　张国强）

10. 如何正确拨打 120 急救电话

120 急救电话被誉为“生命热线”，在突发疾病或意外受伤时，能及时、正确地拨打 120 急救电话，可以帮助患者及时获得医疗救护。然而，拨打 120 急救电话可不是拨个号那么简单！我们要沉着冷静，做好“三说四做”，能更高效地助力患者的紧急救援，关键时刻真能救命！

专家说

紧急情况下如何拨打 120 急救电话　电话拨通后，要准确、精练地讲明以下三点。

一说地址　讲清楚患者所在的具体地点，条件允许，最好派人接应，尤其是偏远的农村、曲折的街道或小巷，应派人到指定地点等候。

二说病情　说清楚患者的情况，包括患者的主要症状和一般情况，如年龄、性别等，以便急救人员做好相应救护准备。请记住两个公式：外伤，可按“时间 + 病因 + 部位 + 情况”的顺序来说明情况，比如“5 分钟前因高处跌落，后脑流了大量的血”；非外伤，描述的顺序为“部位 + 情况 + 持续时间”，比如“头痛伴呕吐 15 分钟”。

三说电话　要提供有效的联系方式，一定要保持电话畅通。除非接线员提醒，不要提前挂断电话。

此外，如果遇到突发情况不知道该说些什么，一定不要惊慌，只需要听清楚并回答调度员的问题即可。

急救人员到达前我们应该做什么

第一，保持电话畅通，方便急救人员随时联系。

第二，尽可能立即派人到约定地点候车，带领急救人员迅速到达患者身边。

第三，准备好相关物品，如日常药品、医疗卡、衣服等。对于中毒者，应带上可疑的药品或毒物；如果是断肢的伤员，应带上离断的肢体。

第四，时刻关注病情变化。在等待急救人员到来前，如果患者出现病情变化，现场群众应及时采取急救措施，也可再次拨打 120 急救电话获得指导。

健康加油站

120 急救电话不可以随意拨打，急救资源有限，要留给真正需要急救的人！

当出现以下情形，一定要及时拨打 120 急救电话　①急性剧烈疼痛，如头痛、胸痛、腹痛等；②急性外伤，如脑外伤、肢体外伤、骨折等；③严重的呼吸困难、气道异物等；④严重的头晕、面色苍白、四肢发凉或全身湿冷等休克表现；⑤严重出血，如呕血、便血、咯血，或有内出血征象；⑥各类中毒、溺水、触电、烧伤等；⑦突发的意识障碍、抽搐等；⑧短时间内原有疾病症状明显加重等。

（杨建萍　张国强）